KATHARINA WOLFRAM

Die Ölzieh-Kur

Heilung durch Entgiftung

W0065929

GOLDMANN

Umwelthinweis:
Alle bedruckten Materialien dieses Taschenbuches
sind chlorfrei und umweltschonend.

Der Goldmann Verlag
ist ein Unternehmen der Verlagsgruppe Bertelsmann

Originalausgabe September 1997
© 1997 Wilhelm Goldmann Verlag, München
Umschlaggestaltung: Design Team München
Satz: DTP-Service Apel, Laatzen
Druck: Elsnerdruck, Berlin
Verlagsnummer: 13999
Lektorat: Olivia Baerend
Herstellung: Sebastian Strohmaier
Made in Germany
ISBN 3-442-13999-6

3 5 7 9 10 8 6 4 2

Inhalt

Einführung

Ölziehen, Ölkauen oder ganz einfach »Ölen« – das Spülen des Mundes mit Pflanzenöl, um den Körper zu entgiften – ist ein vielfach erprobtes Hausmittel, das sich wachsender Beliebtheit erfreut. Obwohl eine eindeutige, wissenschaftlich fundierte Erklärung der Wirksamkeit des Ölziehens noch aussteht, wird diese einfach durchzuführende Form der Entgiftung von vielen Menschen mit größtem Erfolg praktiziert und begeistert weiterempfohlen.

»Wer heilt, hat recht« – so heißt es, und wer sich erst einmal von der wohltuenden, lindernden und erfrischenden Wirkung des Ölziehens überzeugt hat, wird sich wohl kaum daran stören, daß hochschulmedizinische Untersuchungen und Forschungsreihen zu dieser Entgiftungskur noch ausstehen. Wichtiger für die Verbreitung des Ölziehens sind die vielfältigen positiven Erfahrungen, die mit dieser »sanften Medizin« gemacht wurden. Neben den teilweise spektakulären Erfolgen vor allem für gesunde Zähne, ein gesundes Zahnfleisch, für einen freien Kopf und Hals-Nasen-Rachen-Raum sowie bei der Abwehr von Infektionen spricht für das Ölziehen, daß es ohne großen Aufwand zu Hause durchgeführt werden kann, daß es preiswert ist und keine schädlichen Nebenwirkungen mit sich bringt.

Bei uns wurde das Ölziehen durch einen Artikel populär, der 1991 in *Natur und Medizin* erschien, dem Mitgliederbrief der Fördergemeinschaft für Erfahrungsheilkunde (Karl und Veronica Carstens-Stiftung). In dem Beitrag wurde einem breiten Publikum erstmals das Mundspülen mit Sonnenblumenöl vorgestellt, ein Volksheilmittel aus der Ukraine und Weißrußland. Der Förderverein, der sich für die Integration von Naturheilkunde und Homöopathie in die Hochschulmedizin einsetzt und sich um die Erforschung, Anerkennung und Verbreitung alternativer, naturheilkundlicher Verfahren verdient macht, hatte die Übersetzung eines Referats von Dr. F. Karach abgedruckt. Es war auf einer Tagung des All-Ukrainischen Verbandes der Onkologen und Bakteriologen gehalten worden und empfahl das Ölziehen als Heilmethode unter anderem bei chronischen Bluterkrankungen, bei Störungen von Magen, Lunge und Leber sowie bei Nervenleiden.

Die vorgestellte Methode stieß bei den deutschen Lesern auf ein reges Interesse, und bald gingen in der Redaktion Erfahrungsberichte von Menschen ein, die mit Hilfe des Ölziehens verschiedenste gesundheitliche Beschwerden kurieren konnten und die gesundheitsstärkende Wirkung des Ölziehens am eigenen Leibe erfahren hatten.

Seit dieser Erstveröffentlichung kursieren unter Gesundheitsbewußten Kopien des Originalbeitrags, aber auch die verschiedensten Abschriften und Übersetzungen der Hinweise und Empfehlungen von Dr. Karach. Bei meinen Recherchen zu diesem Buch staunte ich über die Vielfalt der Fassungen des einfachen »Grundrezepts« (Spülen mit Sonnenblumenöl), wie es zuerst von *Natur und Medizin* und kurz darauf von der Zeitschrift *Natur und Heilen* vorgestellt worden war. Außerdem wußte fast jeder Mann und jede Frau jener achtsam lebenden Zeitgenossen, die ich fragte, ob sie schon einmal etwas vom Ölziehen gehört hätten, um die Methode. Fast jeder hatte damit selbst Erfahrungen gemacht, hatte es bereits ausprobiert, praktizierte es seit längerem regelmäßig oder wollte bei Gelegenheit wieder damit anfangen.

Das Ölziehen scheint also ähnlich wie die »Fünf Tibeter« eine Methode zu sein, die genau den Bedürfnissen einer großen Zahl von körper- und gesundheitsbewußten Menschen, die »auf dem Weg« sind und etwas für sich tun möchten, entspricht. Und genauso wenig persönlich identifizierbar wie der Autor der »Tibeter« ist jener russische Arzt Dr. Karach, dessen Artikel bei uns jenen Ölzieh-Boom ausgelöst hat – was allerdings der Seriosität und Wirksamkeit der Methode keinerlei Abbruch tut. Verschiedene Versuche, ihn in Rußland ausfindig zu machen und zu der von ihm propagierten Methode genauer zu befragen, waren bislang nicht von Erfolg gekrönt.

Das Entgiften des Organismus über die Mundschleimhaut ist eine Kur, die auch die traditionelle indische Medizin kennt. In den ayurvedischen Schriften gibt es dazu verschiedene Rezepte und Anweisungen. Generell ist die innerliche und äußerliche Behandlung mit Öl eine der grundlegenden ausleitenden Methoden im Ayurveda. Doch werden dabei andere Öle als das Sonnenblumenöl verwendet. Und mit Sicherheit kennt oder kannte jede Volksmedizin auf der Welt ähnliche Methoden der Reinigung und Entgiftung.

In diesem Buch finden Sie die grundlegenden Informationen zum Spülen und Entgiften über die Schleimhaut des Mundes mit verschiedenen pflanzlichen Substanzen. Im Vordergrund stehen das Spülen mit Sonnenblumenöl, mit Sesamöl sowie mit Aloe-Vera-Gel. Es werden die jeweiligen Techniken vorgestellt, so daß jeder zu Hause in Eigenregie erproben kann, welche Form der Entgiftung über den Mund seinen Bedürfnissen am besten entspricht.

Eine Kur zum Entgiften impliziert, daß es zuvor zu einer Vergiftung gekommen ist. Wohl kaum jemand wird abstreiten können, daß die meisten Menschen derzeit in einer mehr oder weniger vergifteten Umwelt leben. Der Körper wird von Giften in der Luft, im Wasser und im überdüngten Boden attackiert. Er nimmt Gifte durch die Nahrung zu sich und kommt mit Giften in der Kleidung in Berührung. Viele Baumaterialien, Farben und Lacke strömen giftige Dämpfe aus und führen bei empfindlichen Menschen zu allergischen Reaktionen oder gar chronischen Krankheiten.

Neben den Umweltgiften, denen wir ausgesetzt sind, leiden viele Menschen auch an Vergiftungserscheinungen, deren Ursache geistiger Natur ist. Genauso wie wir uns mit gespritzter und denaturierter Nahrung vergiften können, geschieht dies auch mit Gedanken und Worten. Eine giftige Zunge kann genausoviel Schaden anrichten wie verseuchtes Gemüse. Entgiftung betrifft also immer beide Ebenen: die physische und die geistig-psychische. Letztlich ist jedoch auch die scheinbar rein materielle Vergiftung durch bestimmte Substanzen ein Spiegel geistiger Prozesse und Zustände sowohl der Gesellschaft als auch der individuellen Persönlichkeit.

Wer vergiftet ist und Ballast in Körperzellen, Herz und Verstand mit sich herumschleppt, fühlt sich müde und ausgelaugt. Auch intensive psychische Prozesse und geistige Entwicklungsschübe gehen oft mit Erschöpfung einher, bevor die neue Leichtigkeit in allen Zellen Einzug hält. Deshalb ist es für den Körper gerade in Zeiten starker geistig-seelischer Beanspruchung eine große Hilfe, wenn nicht nur auf psychischer Ebene geklärt und gereinigt wird, sondern auch ganz konkret auf der materiell-körperlichen etwas zur Erleichterung getan wird. Umgekehrt kann jede Reinigungskur, die der Entschlakkung des Körpers dient, durch geistige Bilder und aufbauende Denkmuster verstärkt werden.

Der Mund- und Rachenraum, der beim Ölziehen behandelt wird, ist dabei von besonderer Symbolik. Mit Hilfe des Mundes artikulieren wir uns und nehmen über die Nahrung die Welt in uns hinein. Das Sichausdrücken oder »Ausspucken« und das Aufnehmen als zentrale Themen dieses Körperbereiches werden durch das Ölziehen stimuliert und auch ins Gleichgewicht gebracht.

Das Ölziehen ist also mehr als nur eine Technik, die der Gesundheit dient. Es kann auch ein Impuls sein, sich auf allen Ebenen genauer anzuschauen, was hereinkommt und was wieder nach außen gelangt, um so achtsamer mit sich und der Welt umzugehen und klarer zu kommunizieren.

Die Ölzieh-Kur

Ölziehen – diese Bezeichnung weist auf die Technik der Entgiftungskur hin:

Auf nüchternen Magen wird ein Eßlöffel kaltgepreßtes Pflanzenöl in den Mund genommen und dann etwa fünfzehn Minuten durch die Zähne hin und her gezogen und »gekaut«. Anschließend wird das Öl ausgespuckt und der Mund mit Wasser gründlich ausgespült.

So einfach ist das!

Doch wie die Kur im einzelnen abläuft, was dabei zu beachten ist, welche anderen Formen es gibt und vor allem wie das Ölziehen auf Körper und Gemüt wirkt, das alles erfahren Sie auf den folgenden Seiten.

Die Heilkraft des Sonnenblumenöls

Sonnenblumenöl – dabei denken die meisten wohl in erster Linie allgemein an Küchenrezepte, speziell vielleicht an Salatsoßen. Wir assoziieren damit möglicherweise auch gesunde Ernährung durch Öle mit einem hohen Anteil an ungesättigten Fettsäuren. Doch Sonnenblumenöl als Heilmittel?

Als die ersten Berichte über die großen Heilerfolge

durch das Mundspülen mit Sonnenblumenöl die deutsch-sprachigen Leser erreichten, war die Skepsis groß, ob eine derart simple Methode so heilkräftig wirken kann. Doch ebenso groß war die Bereitschaft, die von dem russischen Arzt Dr. Karach auf einer Tagung des All-Ukrainischen Verbandes der Onkologen und Bakteriologen vorgestellte Methode des Ölziehens auszuprobieren.

Dr. Karach hatte hinsichtlich der positiven Wirkungen des Ölziehens viel versprochen. Mit Hilfe des Sonnen-blumenöls könnten unter anderem folgende Krankheiten vollständig kuriert werden: Arthrose, Bronchitis, chroni-sche Blutkrankheiten, Darmerkrankungen, Ekzeme, En-zephalitis, Frauenkrankheiten, Herzbeschwerden, Kopf-schmerzen, Magengeschwüre, Nierenbeschwerden, Para-lyse, Thrombose und Zahnschmerzen.

Das Ölziehen wirke auch vorbeugend. Es würde seinen Angaben zufolge zum Beispiel Lähmungen, Nervenerkran-kungen, Erkrankungen von Magen, Leber und Lunge ver-hindern. Nach Dr. Karach stärkt das Ölziehen darüber hinaus die Abwehrkraft des Organismus gegenüber bösar-tigen Tumoren und setzt das Risiko, einen Herzinfarkt zu erleiden, herab. Insgesamt sei das Ölziehen in der Lage, bei akuten wie chronischen Erkrankungen die Selbstheilungs-kräfte des Körpers zu mobilisieren, wobei der Wiederher-stellung einer gesunden Mundflora eine entscheidende Rolle zukommt. Ist die Mundflora – und damit der gesamte Organismus – im Gleichgewicht, bleibt der Mensch im Vollbesitz seiner Kraft und erreicht ein hohes Alter. Nach dem russischen Arzt könne unter diesen Voraussetzun-gen ein jeder doppelt so lange leben. Ein Alter von 140 bis 150 Jahren sei für den Menschen durchaus erreichbar.

Zur Dauer der Kur gibt Dr. Karach an, daß durch das Ölziehen akute Gesundheitsstörungen innerhalb von zwei bis vier Tagen beseitigt werden könnten. Bei chronischen Krankheiten sei eine Behandlungsdauer von bis zu einem Jahr notwendig, um das Leiden zum Verschwinden zu bringen. Der Patient müsse in beiden Fällen selbst entscheiden, ob er es bei einer morgendlichen Ölspülung beläßt oder ob er das Ölziehen mehrmals am Tag – jeweils auf nüchternen Magen – wiederholt. Dies ist, wie so vieles bei der Ölzieh-Kur, eine Sache des individuellen Ausprobierens und der Ausrichtung nach persönlichen Bedürfnissen und Verträglichkeiten.

Dr. Karach weist auch auf die Möglichkeit einer Verschlechterung des Befindens hin, die sich unmittelbar nach dem Beginn der Kur einstellt. Fieberausbrüche könnten Teil dieser scheinbaren Zustandsverschlimmerung sein. Diese Reaktionen zeigten jedoch an, daß der Entgiftungsprozeß in Gang gesetzt wurde und möglicherweise noch weitere, tiefer gelegene Krankheitsherde zur Ausheilung an die Oberfläche bringt. Die Kur solle trotzdem fortgesetzt werden, um eine vollständige Genesung von allen Entzündungsherden zu erreichen (siehe zum Thema »Reinigungskrise« auch die Hinweise ab Seite 25).

Dr. Karach berichtet, daß er eine Bluterkrankung, unter der er viele Jahre gelitten habe, und eine Arthrose mit Hilfe des Ölziehens in kurzer Zeit ausheilen konnte.[*]

[*] Im Jahr 1991 erschienen zwei in etwa gleichlautende Übersetzungen des Beitrags von Dr. F. Karach. Wegen des großen Publikumsinteresses wurden beide zu einem späteren Zeitpunkt nochmals abgedruckt (siehe auch Literaturverzeichnis): »Heilung durch Sonnenblumenöl«, in: Boës, Sonnenblumenöl. Bonn, 2. Aufl. 1997 (Natur und Medizin, Patientenratgeber 14) und »Frank, Die Öltherapie«, in: Natur und Heilen, Heft 8/1996.

Ist das Sonnenblumenöl also gar ein Wundermittel? Nach den oben zitierten Angaben von Dr. Karach dient das Ölziehen als eine Art Universalheilmittel bei den verschiedensten Gesundheitsstörungen. Sein Bericht könnte deshalb bei Kranken, vor allem unter Krebspatienten, unrealistische Hoffnungen und Erwartungen wecken. Die Methode lädt zu vielerlei Spekulationen über ihre Wirkungsweise und Anwendungsbreite ein.

Tatsache ist, daß das Ölziehen mit Sonnenblumenöl in Weißrußland und der Ukraine zu den Volksheilmitteln zählt. Es wird dort zur Krankheitsvorbeugung und Behandlung von akuten Gesundheitsstörungen und chronischen Leiden angewendet. Daneben gingen seit der Erstveröffentlichung des Artikels über das Ölziehen im Jahr 1991 bei der Redaktion von *Natur und Medizin* zahlreiche Erfahrungsberichte ein. Sie wurden fachlich ausgewertet und geben eine gute Übersicht zu den Anwendungsmöglichkeiten und Heilerfolgen der von Dr. Karach beschriebenen Methode (diese Statistik ist in dem Sonderband »Sonnenblumenöl« von Annette Boës enthalten, siehe Literaturverzeichnis). Darüber hinaus hat die holländische Ärztin Dr. Rosi Frey aufgrund des großen Echos auf die deutschsprachigen Publikationen über das Ölziehen nach dem Rezept von Dr. Karach eine Studie mit dreißig Versuchspersonen unternommen, die drei Monate lang ein- bis zweimal täglich das Ölziehen mit Sonnenblumenöl durchführten (nähere Angaben enthält die bereits zitierte Broschüre von Annette Boës).

Die Leserbriefe und die Ergebnisse der holländischen Untersuchung lassen den Schluß zu, daß das Spülen mit Sonnenblumenöl nach der Methode von Dr. Karach generell zu einer Verbesserung des Gesundheitszustandes führt und vor allem bei Hals-Nasen-Ohren-Beschwerden, Erkrankungen des Bewegungsapparates, Müdigkeit, Schlafstörungen, Entzündungen und Zahn- beziehungsweise Zahnfleischerkrankungen heilend wirkt.

In den verschiedenen Kommentaren und Interpretationen des Ölziehens wird darauf hingewiesen, daß die Kur nicht notwendigerweise mit Sonnenblumenöl durchgeführt werden muß, sondern daß auch Erdnußöl benutzt werden kann.

Aufgrund der weit verbreiteten Artikel aus *Natur und Medizin* und *Natur und Heilen* verwenden die meisten Menschen hierzulande für die Ölzieh-Kur Sonnenblumenöl. Wie Sie noch sehen werden, sind auch andere hochwertige kaltgepreßte Pflanzenöle für diese Form der Entgiftung geeignet.

Ausschlaggebend für die Wirksamkeit des Ölziehens ist also nicht die Verwendung von kaltgepreßtem Sonnenblumenöl. Das Ölziehen »funktioniert« ebenso mit hochwertigem Sesamöl oder Olivenöl oder sogar mit dem Gel der Aloe-Vera-Pflanze. Alle verwendeten Substanzen haben ihre Vorteile, und so steht es jedem offen, je nach Geschmack, Befindlichkeit und Jahreszeit das ihm angenehmste Material zu wählen.

Das Ölziehen mit Sonnenblumenöl ist ein Volksheilmittel aus der Ukraine und Weißrußland. Seine Wirksamkeit wurde bei uns in jüngster Zeit durch die Erfahrungen vieler Menschen bestätigt. Das Ölziehen ist kein Wundermittel, und die genaue Erforschung der Methode durch die Hochschulmedizin steht noch aus. Dennoch lassen sich mit der preiswerten und unkomplizierten Methode des Ölziehens akute und chronische Erkrankungen ausheilen oder zumindest lindern.

Das Ölziehen hat sich vor allem bewährt
bei der Behandlung von

- Erkrankungen der oberen Luftwege wie Bronchitis, Husten, Halsschmerzen und Heiserkeit, Schnupfen
- Verschleimung der Kiefer-, Stirn- und Nebenhöhlen
- Zahn- und Zahnfleischerkrankungen, Zahnstein

Generell ist es eine wirksame Methode zur

- Entgiftung des Organismus
- Stärkung der Abwehrkraft gegen Infekte
- Steigerung des körperlichen Wohlbefindens

In einzelnen Fällen wirkt das Ölziehen positiv auf

- rheumatische Erkrankungen
- Hauterkrankungen
- depressive Verstimmungen und nervöse Beschwerden

Angesichts der breit gestreuten Wirksamkeit sei es jedem empfohlen, selbst auszuprobieren, in welcher Form das Ölziehen zur eigenen Gesundheit beiträgt. Die Methode ist frei von schädlichen Nebenwirkungen; bitte beachten Sie jedoch die Hinweise zum Thema »Reinigungskrisen« auf Seite 25.

Die Anwendung mit Sonnenblumenöl

Alles, was Sie zum Ölziehen brauchen, ist ein gutes kaltgepreßtes Sonnenblumenöl, möglichst aus biologischem Anbau. In vielen Supermärkten und Drogerieketten werden Sie das passende Öl finden, natürlich auch in jedem Naturkostladen oder Reformhaus.

Auf nüchternen Magen (d. h. auch *vor* dem Zähneputzen) nehmen Sie morgens einen Eßlöffel Sonnenblumenöl in den Mund. Sie beginnen dann, das Öl langsam im Mund zu bewegen, es zu kauen und zwischen den Zähnen hin und her zu ziehen. Spülen Sie den Mund auf diese Weise für etwa zehn bis fünfzehn Minuten. Danach spucken Sie das Öl aus und spülen es im Abfluß von Waschbecken oder Toilette fort. Wenn Sie ein Gebiß oder eine Brücke tragen, sollten Sie den Zahnersatz vor dem Ölziehen herausnehmen.

Während des Ölziehens werden Sie zuerst bemerken, daß sich das Öl für eine kurze Zeit dickflüssiger anfühlt. Bald wird es jedoch durch die Einwirkung des Speichels dünnflüssig.

Die angegebene Zeitdauer von zehn bis fünfzehn Minuten ist ein grober Anhaltspunkt. Zu Beginn könnte es sein, daß Sie bereits nach beispielsweise fünf Minuten das Bedürfnis haben, das Öl wieder auszuspucken. Folgen Sie diesem Impuls, und halten Sie sich nicht sklavisch an eine vorgegebene Zeitdauer. Ihre spontanen Körperreaktionen folgen einer inneren Weisheit. Und für den Anfang könnte es in Ihrem individuellen Fall ausreichend sein, das Ölziehen nur sehr kurz zu praktizieren.

Demgegenüber können Sie auch das Bedürfnis haben, das Ölziehen bis zu zwanzig Minuten durchzuhalten. Auch das ist in Ordnung. Horchen Sie auf die feinen Signale Ihres Körpers und Ihre Intuition, um das für Sie Bekömmliche und Nützliche herauszuspüren und in die Tat umzusetzen.

Das Gesagte gilt auch für die Menge des in den Mund genommenen Öls. Wenn Sie sich anfangs noch unsicher sind oder das Ölziehen trotz leichter Ekelgefühle ausprobieren wollen, können Sie auch nur einen Teelöffel Öl im Mund schlürfen. Für die meisten ist jedoch ein Eßlöffel Öl die ideale Menge zum Ölziehen am Morgen.

Wenn Sie das Öl nach durchschnittlich zehn bis fünfzehn Minuten ausspucken, erkennen Sie, daß es sich nicht nur in der Konsistenz, sondern auch in der Farbe verändert hat. Das Öl ist unter der Einwirkung des Speichels dünnflüssig und weißlich-gelb oder ganz weiß geworden. Mit Hilfe eines Mikroskops lassen sich Bakterien und Krankheitserreger nachweisen. Das Öl hat offensichtlich für den Körper schädliche Stoffe gebunden. Auf leichte, rasche Weise können sie nun ausgeschieden werden.

Das im Mund befindliche Öl darf also nicht heruntergeschluckt werden. Die Wirksamkeit des Ölziehens beruht ja gerade auf der Entgiftung über die Mundschleimhaut mit Hilfe dieses Trägermaterials Öl. Falls Sie aber aus Versehen das ganze Öl heruntergeschluckt haben oder Ihnen ein bißchen davon die Kehle heruntergelaufen ist, müssen Sie nicht in Panik geraten. Das, was sich zu diesem Zeitpunkt in dem Öl befunden hat, war kurz zuvor Bestandteil Ihres eigenen Körpers. Sie haben schlimmstenfalls Ihre Entgiftungsanstrengung zunichte gemacht; das ist aber auch alles. Wenn Ihnen ein solches Mißgeschick jedoch fast bei jedem Mal geschieht, sollten Sie sich vielleicht nach einer anderen Methode des Entgiftens und Entschlackens umsehen. Offensichtlich »stimmt« das Ölziehen dann nicht für Sie. Es könnte allerdings auch sein, daß Sie beim Ölziehen zu viele Dinge nebenher tun, von den Familienmitgliedern abgelenkt sind oder Ihnen die verschiedensten Gedanken durch den Kopf gehen. In diesem Fall brauchen Sie vielleicht nur dafür zu sorgen, daß Sie das Ölziehen in einer ruhigen, konzentrierten meditativen Haltung durchführen und sich gegebenenfalls dabei hinsetzen.

Wenn Sie das Gefühl haben, daß das Öl lange genug im Mund bewegt worden ist, dann spucken Sie es aus – in den Ausguß des Waschbeckens oder in die Toilette. Die ausgespuckte Flüssigkeit ist zwar zu diesem Zeitpunkt mit körpereigenen Schadstoffen angereichert, jedoch keinesfalls Sondermüll, wie es manche überzogene Warnungen suggerieren. Sie verseuchen also nicht Ihr Waschbecken in bedenklichem Maße, wenn Sie das Öl in den Ausguß spucken und das Becken danach mit normalen Mitteln reinigen, falls etwas danebengelaufen sein sollte.

Wenn das Öl draußen ist, spülen Sie den Mund mit warmem Wasser gründlich aus und putzen sich anschließend die Zähne.

Idealer Zeitpunkt für das Ölziehen ist der Morgen. Sie können jedoch auch jeweils vor der Mittags- oder Abendmahlzeit auf nüchternen Magen mit Öl spülen. Eine andere Möglichkeit ist, morgens vor dem Aufstehen und abends vor dem Schlafengehen das Ölziehen zu prakti-

Das Ölziehen – die einzelnen Schritte

- Besorgen Sie sich ein kaltgepreßtes Pflanzenöl, vorzugsweise Sonnenblumen- oder Sesamöl.
- Nehmen Sie auf nüchternen Magen etwa einen Eßlöffel voll Öl in den Mund.
- Bewegen Sie das Öl in ruhigen Bewegungen im Mund: »Kauen« Sie es, und ziehen Sie es zwischen den Zähnen hindurch.
- Praktizieren Sie das Ölziehen für ungefähr fünfzehn Minuten.
- Spucken Sie das Öl aus, schlucken Sie nichts davon herunter.
- Spülen Sie den Mund gründlich mit Wasser aus, und putzen Sie sich die Zähne.

zieren. Probieren Sie aus, was Ihnen am besten bekommt. Wenn Sie akut an einer Erkältung leiden oder erste Anzeichen einer Halsentzündung spüren, mag es sinnvoll sein, mehrmals am Tag mit Hilfe des Sonnenblumenöls zu entgiften. Für das routinemäßige Ölziehen zur Gesundheitspflege könnte es Ihnen reichen, das Ölziehen zum festen Bestandteil Ihrer Morgentoilette zu machen.

Denken Sie jedoch immer daran, das Ölziehen nur mit leerem Magen zu praktizieren.

Reinigungskrisen – Was tun,
wenn es zu heftigen Reaktionen des Körpers kommt?

Wenn Sie mit dem Ölziehen beginnen, kann es durchaus sein, daß Ihr Körper sehr heftig auf den damit eingeleiteten Entgiftungsprozeß reagiert. Oftmals stellt sich bei dieser Gelegenheit auch heraus, daß der Betroffene beispielsweise an mehreren Entzündungsherden gleichzeitig leidet, die nun nacheinander empordrängen, um endlich ausgeheilt zu werden. Die Symptome ähneln krankhaften Veränderungen wie zum Beispiel Hautausschlag, Fieber oder Schleimabsonderungen, doch verbirgt sich dahinter eine durch das Ölziehen geförderte Reinigungskrise. Sie markiert die Rückkehr zu Gesundheit, Wohlbefinden und Gleichgewicht. Der Körper nimmt die sich ihm bietende Gelegenheit, Stoffwechselschlacken loszuwerden, in vehementer Weise an und versucht, sich tiefgreifend zu reinigen.

Aus diesem Grund wird allgemein empfohlen, das Ölziehen auch dann fortzusetzen, wenn es scheinbar zunächst zu einer Verschlimmerung kommt. Am besten wäre es, mit der Ölzieh-Kur fortzufahren und den Körper zusätzlich bei seiner Reinigungsarbeit zu unterstützen – etwa durch genügend Schlaf, leichte Kost, viel Bewegung und frische Luft sowie ausreichend Zeit für Entspannung, Meditation und die schönen Dinge des Lebens. Würde man den durch die Ölzieh-Kur soeben geöffneten »Reinigungskanal« verstopfen – womöglich mit Medikamenten, die die störenden Symptome unterdrücken –, kann es sein, daß sich der Körper eine andere Form sucht, um sich von Ballast zu befreien, und dabei an anderer Stelle noch unangenehmere Symptome entwickelt.

Eine heftige körperliche Reaktion auf das Ölziehen ist also prinzipiell ein gutes Zeichen. Sie deutet darauf hin, daß die Selbstheilungskräfte mobilisiert sind und der Körper einen vitalen Schritt in Richtung Gesundung tut. Ähnliche Reaktionen werden auch als Erstverschlimmerung in der homöopathischen Behandlung erlebt oder treten beim Heilfasten auf. Hier sind sie ebenfalls Bestandteil des Gesundungsprozesses.

Dennoch ist Vorsicht geboten, um sich nicht zu überfordern. Wenn Sie bislang dreimal täglich das Ölziehen praktiziert haben, könnte es beispielsweise nun ratsam sein, sich auf das Spülen nach dem Aufstehen am Morgen zu beschränken.

In sehr seltenen Fällen könnte es sein, daß durch das Ölziehen Zahnfüllungen, Inlays und Kronen locker werden oder herausfallen. Wahrscheinlich tritt dieser ärgerliche Nebeneffekt besonders dann auf, wenn die Füllungen bereits nicht mehr fest im Zahn saßen. Auch andere Faktoren wie Entzündungen und Materialunverträglichkeit können dabei eine Rolle spielen.

Wenn Sie Zweifel haben und unsicher sind, ob Sie mit dem Ölziehen fortfahren sollen, oder wenn Sie unter sehr unangenehmen Begleiterscheinungen leiden, sollten Sie unbedingt ärztlichen Rat einholen. Gut wäre es, wenn Sie sich von einem naturheilkundlich orientierten Mediziner, Heilpraktiker oder aufgeschlossenen Hausarzt unterstützen lassen, der die Ölzieh-Kur nicht sofort als Quacksalberei beiseite wischt.

Doch ob Schulmedizin oder »sanfte« Naturheilkunde – letztlich sollten Sie den Arzt oder Heilpraktiker konsultieren, zu dem Sie Vertrauen haben, der Ihnen zuhört und von dem Sie sich in jeder Hinsicht gut behandelt fühlen. Viele Schulmediziner haben inzwischen ein offenes Ohr für die Methoden der Ganzheitsmedizin und sind bereit, auch von ihren Patienten dazuzulernen.

Sesamöl für die Gesundheit

Im deutschsprachigen Raum experimentieren derzeit viele gesundheitsbewußte Menschen mit Sonnenblumenöl. Sie praktizieren die Ölzieh-Kur entsprechend den Anweisungen von Dr. Karach, um auf sanfte, biologische Weise Gesundheitsstörungen zu beheben oder vorbeugend etwas für die Reinigung und Stärkung des Körpers zu tun. Volksheilkunde und Erfahrungsmedizin sind die Stichworte, die in Zusammenhang mit dieser Form der Ölzieh-Kur fallen.

Daneben gibt es ähnliche Verfahren, die eine jahrtausendealte Tradition haben und Bestandteil des wohl ältesten heilkundlichen Systems der Welt sind: dem aus Indien stammenden Ayurveda, dessen früheste Quellen auf das 8. Jahrhundert vor unserer Zeit datieren. Bis in die Gegenwart wird die Heilkunst des Ayurveda kontinuierlich ausgeübt und weiter entfaltet. Als ganzheitliches System findet der Ayurveda heute auch im Westen großen Zuspruch, und viele Patienten, die von der einseitig auf die Bekämpfung von Symptomen orientierten Schulmedizin enttäuscht sind, finden im Ayurveda die nötige Unterstützung, um zu einem gesunden Gleichgewicht zurückzufinden.

Der Begriff »Ayurveda« setzt sich aus »ayus« (= Leben) und »veda« (= Wissen) zusammen. Kern dieser »Wissenschaft vom Leben« ist das Verständnis des Zusammenwirkens von Körper und Geist, der Wechselwirkungen zwischen den Elementen sowie zwischen Mensch, Umwelt, Natur und Kosmos sowie die Unterstützung und Ausbalancierung der Selbstheilungskräfte des Organismus.

Aus der Fülle der ayurvedischen Heilverfahren ragen die Kuren zur Reinigung des Körpers heraus. Ein wichtiger Bestandteil ist dabei Sesamöl, das sowohl innerlich wie äußerlich angewendet wird, um den Körper zu stärken, zu schützen und ihn von schädlichen Stoffwechselschlacken (»ama«), die fettlöslich sind, zu befreien.

Nach den Informationen zum Ölziehen aus der russischen Volksheilkunde seien hier einige Methoden des Mundspülens mit Sesamöl vorgestellt, die im Ayurveda »Gandhusa« genannt werden.

Ölziehen nach der ayurvedischen Heilmethode

Der Spezialist für ayurvedische Heilverfahren Dr. Ernst Schrott empfiehlt in seinem sehr informativen und anschaulichen Band *Ayurveda für jeden Tag* eine etwa dreiminütige Mundspülung mit Sesamöl, um den Organismus gegen Bakterien und Viren im Mund- und Rachenraum widerstandsfähig zu machen und generell das Immunsystem zu stärken. Die Ölspülung dient darüber hinaus dazu, das Zahnfleisch zu kräftigen sowie vor Parodontose und Karies zu schützen. Diese Form des Spülens mit Sesamöl hat sich auch bei der Verhütung beziehungsweise Behandlung von Schleimhautentzündungen und Pilzerkrankungen in der Mundhöhle bewährt.

Für die Mundspülung mit Sesamöl nach ayurvedischem Rezept besorgen Sie sich aus dem Reformhaus oder dem Bioladen ein kaltgepreßtes Sesamöl. Vor der Anwendung sollte es aufbereitet werden, um es noch dünnflüssiger und feiner zu machen. Zu diesem Zweck gießen Sie das Öl in einen Topf, geben ein paar Tropfen Wasser hinzu und erhitzen das Öl bei kleiner Flamme vorsichtig auf etwa 100 Grad. Wenn die richtige Temperatur erreicht ist, zerplatzt das Wasser im Öl unter Knackgeräuschen. Das Sesamöl ist dann »gereift« und fertig für die Anwendung. Füllen Sie das abgekühlte Öl in ein sauberes Gefäß. (Sie können gleich den ganzen Inhalt der Flasche Öl auf diese Weise vorbereiten oder erst nur mit einer Teilmenge, die für die nächsten Tage der Ölkur ausreicht, beginnen.)

Für die Mundspülung nehmen Sie einen Eßlöffel »gereiftes« Sesamöl in den Mund und ziehen es zwei bis drei Minuten zwischen den Zähnen hindurch. Nach Möglichkeit sollten Sie auch mit dem Öl gurgeln, um die Mandeln zu reinigen. Nach ungefähr drei Minuten des Spülens und Gurgelns spucken Sie das Öl aus – am besten, wie bereits vorher beschrieben, in den Abfluß von Waschbecken oder Toilette. Sie können die Spülung wiederholen. Dazu nehmen Sie erneut einen Eßlöffel des vorbereiteten gereiften Sesamöls in den Mund und spülen nach derselben Methode.

Zum Schluß den Mund mit Wasser gut ausspülen und die Zähne putzen.

Das Gurgeln und Spülen mit Sesamöl sollten Sie am besten morgens auf nüchternen Magen durchführen. Es ist der optimale Zeitpunkt, um den Körper bei der Ausscheidung von belastenden Stoffwechselnebenprodukten zu unterstützen, die sich über Nacht angesammelt haben.

Gandhusa – Spülen mit Sesamöl

- Ein kaltgepreßtes Sesamöl durch Erhitzen auf etwa 100 Grad für die Anwendung aufbereiten.

- Einen Eßlöffel des vorbereiteten »gereiften« Sesamöls etwa drei Minuten zwischen den Zähnen ziehen und damit auch gurgeln, um die Mandeln zu »ölen«.

- Das Öl ausspucken.

- Das Spülen von Mund- und Rachenraum bei Bedarf wiederholen und dazu wiederum einen Eßlöffel voll »gereiften« Öls verwenden.

- Ganz zum Schluß den Mund mit Wasser ausspülen und die Zähne putzen.

Auch der international renommierte ayurvedische Arzt Dr. Deepak Chopra empfiehlt in seinem Buch *Die Körperseele* das Spülen mit »gereiftem« Sesamöl am Morgen, um die Selbstreinigung des Organismus zu stimulieren und ihn von »ama« (Stoffwechselschlacken) zu befreien. Er weist darauf hin, daß das Ölspülen vor allem auch eine Methode ist, die Geschmackspapillen zu reinigen.

Nach der von Dr. Chopra empfohlenen Methode sollten Sie vor der Ölanwendung den Mund mit warmem
Wasser ausspülen. Dann nehmen Sie einige Eßlöffel des
vorbereiteten »gereiften« Sesamöls in den Mund, und –
das ist die Besonderheit – lassen es dort ruhen. Das Öl
wird nicht hin- und hergezogen oder gegurgelt, sondern
mindestens eine halbe Minute bis etwa fünf Minuten
still im Mund behalten. Dann wird es ausgespuckt und
im Waschbecken oder in der Toilette weggespült.

Diese Methode der Mundraumbehandlung wird auch
von Dr. Schrott in seinem Buch *Ayurveda für jeden Tag*
vor allem bei Parodontitis (Zahnfleischentzündung)
empfohlen. Die Ölbehandlung (»Kavala«) aktiviert die
Speicheldrüsen, stärkt das Zahnfleisch, festigt die Zähne
und wirkt über die Geschmackspapillen der Zunge aus-
gleichend auf das Verdauungssystem.

Zu diesem Zweck nehmen Sie so viel »gereiftes« Se-

Kavala – die Mundhöhle mit Sesamöl behandeln

- Besorgen Sie sich kaltgepreßtes Sesamöl aus dem Reformhaus oder Bioladen, und bereiten Sie es wie beschrieben vor.
- Nehmen Sie mehrere Eßlöffel des »gereiften« Sesamöls
in den Mund, so daß die Mundhöhle ganz ausgefüllt
ist.
- Halten Sie das Öl vollkommen ruhig im Mund.
- Spucken Sie das Öl aus, sobald Ihre Augen zu tränen
beginnen oder Sie Ekel und Mißbehagen empfinden.
- Die Anwendungsdauer ist individuell verschieden und
reicht von einer halben Minute bis gut zehn Minuten.

---

samöl in den Mund, daß die Wangen gut gefüllt sind und sich nach außen runden. Belassen Sie das Öl ganz still im Mund, bis Ihre Augen zu tränen beginnen – was nach etwa fünf bis zehn Minuten der Fall ist. Das Tränen der Augen, das individuell verschieden schnell einsetzt, ist für Sie das Signal, das Öl auszuspucken. Spülen Sie dann den Mund mit warmem Wasser aus. Wenden Sie dieses Spülen täglich an, wenn Sie Probleme mit den Zähnen oder dem Zahnfleisch haben.

Sie haben nun verschiedene Methoden kennengelernt, wie der Organismus mit Hilfe von kaltgepreßtem Pflanzenöl über die Mundschleimhaut gereinigt und zur Aktivierung seiner Selbstheilungskräfte stimuliert werden kann. Bei uns ist derzeit das Spülen mit Sonnenblumenöl am populärsten, doch vielleicht regen diese Informationen Sie dazu an, mit den verschiedenen Methoden und verwendbaren Ölen zu experimentieren. Mit dem Ölziehen sind keine starren Vorschriften verbunden, vielmehr zählt, daß Sie die Methode Ihren Bedürfnissen anpassen, um zu den besten Ergebnissen zu kommen.

Beispielsweise könnte es sein, daß Ihnen Sonnenblumenöl unangenehm ist oder Sie nach einer kurzen Zeit des morgendlichen Spülens mit Sonnenblumenöl den spezifischen Geschmack nicht mehr ertragen. Steigen Sie in diesem Fall auf Sesamöl um, das Sie für das einfache Ölziehen nicht unbedingt so vorbehandeln müssen, wie es im Ayurveda empfohlen wird. Sie können ebensogut mit Erdnußöl oder Olivenöl spülen, wenn Ihnen das lieber ist. Wichtig ist nur, daß Sie ein kaltgepreßtes Öl, möglichst aus biologischem Anbau, verwenden. Zwingen Sie sich also nicht zu einer Behandlung, die in Ihnen Mißbehagen oder gar Würgereize auslöst. Halten Sie in einem solchen Fall lieber Ausschau nach einem Verfahren der Entgiftung und Entschlackung, das Ihnen mehr entgegenkommt. Und haben Sie auch Verständnis, wenn Ihr Lebenspartner, Ihre beste Freundin oder Ihre Kinder nicht für das Ölziehen zu begeistern sind, obwohl es ihnen sicherlich sehr gut täte. Die Ihnen nahestehenden Menschen müssen möglicherweise andere Wege gehen – und erreichen auf ihre Weise das, was für sie richtig ist.

Tadeln Sie sich nicht, wenn Sie das Ölziehen trotz aller guten Vorsätze nicht konsequent wochen- oder monatelang durchhalten. Manchmal genügt es, eine gewisse Zeit mit Hilfe des Ölziehens den Organismus zu entschlakken oder seine Selbstheilungskraft zu stimulieren.

Auch kann es sein, daß Ihnen das Ölziehen nur in einer bestimmten Jahreszeit, beispielsweise im Winterhalbjahr, Spaß macht und Sie im Sommer nicht das Bedürfnis verspüren, den Tag mit einer Ölspülung zu beginnen. Beobachten Sie diese Vorlieben und Abneigungen, und respektieren Sie die Signale Ihres Körpers. Sicher werden Sie etwas finden, was Sie speziell im Sommer gerne tun, um Ihre Gesundheit zu stärken.

Manchmal kann es auch sinnvoll sein, daß Ihr Körper einem Reiz nicht kontinuierlich ausgesetzt ist. So wird es vielleicht dazu kommen, daß Sie plötzlich des Ölziehens müde sind. Nach einer Reise, auf der Sie das Öl nicht mitgenommen haben, vergessen Sie beispielsweise, zu Hause wieder mit dem Ölziehen anzufangen. Oder Sie versäumen es immer wieder, sich eine neue Flasche Öl zu kaufen. Das alles mag ein Zeichen dafür sein, daß eine Pause sinnvoll ist. Sie werden erleben, daß Sie genauso unvermittelt wieder das Bedürfnis verspüren, mit dem Ölziehen neu zu beginnen, und seine heilsamen Wirkungen dann noch mehr zu schätzen wissen.

Es sei allerdings darauf hingewiesen, daß bei chronischen Erkrankungen und hartnäckigen Leiden das Ölziehen in der Regel nur bei einer langfristigen, kontinuierlichen Anwendung Wirkung zeigt. Es gilt also, eine Balance zwischen Disziplin und verbindlichen Formen, die jeder Kur oder Behandlung die notwendige Struktur geben, und flexibler Anpassung an sich verändernde Rhythmen im Mikro- und Makrokosmos zu finden.

Wenn Sie das Ölziehen gern in Ihr Gesundheitsprogramm aufnehmen möchten, sich aber nach den ersten Versuchen nicht dazu überwinden können, die Kur fortzusetzen, weil Geschmack und Konsistenz des Öls bei Ihnen Übelkeit auslösen, dann steht Ihnen noch die Möglichkeit offen, nach derselben Technik mit dem Gel der Aloe-Vera-Pflanze zu spülen. Ab Seite 45 erfahren Sie darüber mehr. Vorher noch ein kurzer Blick auf die verschiedenen Öle, die für die Ölzieh-Kur in Frage kommen.

Das richtige Öl wählen

Sonnenblumenöl

Der Geschmack des Sonnenblumenöls ist leicht nussig und entspricht dem der Sonnenblumenkerne, die als gesunde Näscherei oder Zutat von Brot oder Salaten gern gegessen werden.

Für die Ölerzeugung wird die Sonnenblume vor allem in Rußland und in Südosteuropa angebaut. Ursprünglich stammt sie vermutlich aus dem Südwesten Nordamerikas.

Diejenigen, die aufgrund der Artikel über Dr. Karach zum Ölziehen gekommen sind – und das sind im deutschsprachigen Raum wohl die meisten –, verwenden dazu Sonnenblumenöl. Von diesen Anwendern wurde in Leseranfragen mehrfach die Frage aufgeworfen, ob es unbedingt Sonnenblumenöl sein müsse. Damit ist indirekt auch die Frage verbunden, ob das Sonnenblumenöl der entscheidende Faktor bei der Heilwirkung des Ölziehens ist.

Dr. Veronica Carstens wies in diesem Zusammenhang darauf hin, daß es wohl günstiger sei, sich genau an die übermittelte Methode zu halten. Ein ganzes Volk (gemeint sind die Ukrainer) habe schließlich damit gute Erfahrungen gemacht. Sie befürwortet also die Anwendung mit Sonnenblumenöl – auch deshalb, weil es ganz unkompliziert überall zu bekommen ist. Falls es aber einmal nicht zur Verfügung stehe, sei wahrscheinlich auch jede andere Ölsorte geeignet, meint Dr. Veronica Carstens.

Hochwertiges Sonnenblumenöl können Sie tatsächlich fast in jedem Supermarkt finden. Es ist ein vielseitig verwendbares Speiseöl und reich an mehrfach ungesättigten Fettsäuren, die unter anderem zu einem reibungslos funktionierenden Zellstoffwechsel beitragen. Die im Sonnenblumenöl enthaltene wichtigste ungesättigte Fettsäure ist die Linolsäure.

Durch seinen hohen Gehalt der an sich lebenswichtigen Linolsäure kam das Sonnenblumenöl im Frühjahr 1997 ins Gerede: Das Deutsche Krebsforschungszentrum in Heidelberg hatte vor der krebserzeugenden Wirkung der Linolsäure gewarnt, nachdem in einer Studie mit 13 Frauen, denen eine sechsmal so hohe Dosis Linolsäure als sonst empfohlen verabreicht worden war, Veränderungen im Erbgut nachgewiesen wurden. Bei sieben Männern, die ebenfalls an der Studie teilnahmen, ließen sich keine Veränderungen beobachten. Offenbar sind noch weitere Untersuchungen über die Wirkungen von Fettsäuren auf den Hormonhaushalt notwendig, um gerade auch in bezug auf den Genuß von Sonnenblumenöl Empfehlungen auszusprechen.

Der amerikanische Arzt Dr. Andrew Weil, Spezialist für Naturheilkundeverfahren und Präventivmedizin, warnt in seinem bemerkenswerten Buch *Heilung aus eigener Kraft* ebenfalls vor Sonnenblumenöl – und anderen Ölen mit einem hohen Prozentsatz von mehrfach ungesättigten Fettsäuren. Ein Konsum dieser Öle sei mit einem größeren Krebsrisiko verbunden, da die mehrfach ungesättigten Fettsäuren chemisch instabil sind. Die Fettsäureketten reagieren leicht mit Sauerstoff und entwickeln sich im Zuge dieses Oxidationsprozesses zu toxischen Verbindungen, die die DNA und die Zellmembrane schädigen können. Die Folgen wären Krebserkrankungen, degenerative Gewebeveränderungen und Entzündungen. Dr. Weil empfiehlt, Öle mit mehrfach ungesättigten Fettsäuren vom Speiseplan zu streichen und dafür Öle mit einem höheren Anteil einfach ungesättigter Fettsäuren, vor allem Olivenöl, zu verwenden.

Offenbar gibt es ein Krebsrisiko, das mit mehrfach

ungesättigten Fettsäuren verbunden ist, dennoch sollten Sie sich vor Augen halten, daß Sie beim Ölziehen die Substanzen nicht schlucken und sich hier noch andere, für den Organismus sehr positive Reaktionen vollziehen.

Für Ernährungswissenschaftler ist das Sonnenblumenöl ein wertvolles Nahrungs- und Diätmittel, reich an Vitamin E, das vor allem Hauterkrankungen, Störungen von Leber und Galle sowie Stoffwechselkrankheiten entgegensteuert. Die im Sonnenblumenöl reichlich enthaltene Linolsäure unterstützt die Funktion der Zellmembran. Ein Mangel an Linolsäure würde zu Zellschädigungen und Wachstumsstörungen führen. Sonnenblumenöl wirkt zudem schleimlösend.

In seinem Beitrag über das Ölziehen in Heft 8/1996 der Zeitschrift *Natur und Heilen* äußert G. W. Frank darüber hinaus die Vermutung, daß beim Ölziehen die im Sonnenblumenöl enthaltenen energetischen Informationen durch die Mundschleimhaut aufgenommen werden und die vielfältigen positiven Wirkungen hervorbringen. Wenn auch diese Erklärung nur spekulativen Charakter hat und nicht für sich in Anspruch nimmt, das Phänomen der Heilwirkungen des Ölziehens zu erklären, ist sie doch eine hervorragende Anregung, sich einmal auf die Lichtqualität des Sonnenblumenöls einzustimmen. Im Gegensatz zu denaturierten Speiseölen, die mit chemischen Mitteln gefiltert und gebleicht werden, enthält kaltgepreßtes Sonnenblumenöl die wertvollen materiellen Nährstoffe und energetischen Informationen der Pflanze. Wie jedes nicht industriell bearbeitete Lebensmittel birgt auch das Sonnenblumenöl Lichtquanten oder Biophotonen, die der Mensch aufnehmen kann. Der Biophysiker

Prof. Dr. Fritz-Albert Popp, der Pionier der Biophotonenforschung, konnte dies anhand seiner aufsehenerregen-
den Untersuchungen über die Lichtemissionen der lebenden Zelle nachweisen. In Heft 6/94 der Zeitschrift
esotera wird der Sachverhalt am Beispiel minderwerti-
gen, da raffinierten, Sonnenblumenöls erläutert: Anhand
von wissenschaftlichen Messungen am Institut für Bio-
physik zeigte sich, daß Sonnenblumenöl ein Lichtspei-
cher ist und daß es die Eigenschaften der Sonnenblumenkerne übernimmt. Diese Fähigkeit geht jedoch verloren,
wenn das Öl raffiniert wird. Ein solches Öl kann dann
sogar gesundheitsschädlich wirken. Kaltgepreßtes Sonnenblumenöl aus biologischem Anbau zeigt wie auch
Obst und Gemüse aus kontrolliertem Anbau eine deutlich höhere Lichtqualität, so lautet eines der wichtigen
Resultate der Studien von Professor Popp. Darüber hinaus ist die Sonnenblume durch ihre Gestalt und ihre
Eigenschaft, ihr »Gesicht« stets nach der Sonne auszurich-
ten, ein Symbol für Licht, Optimismus, Freundlichkeit
und Wachstum. Neben all den rationalen Überlegungen,
für das Ölziehen Sonnenblumenöl zu verwenden, gibt es
demnach auch noch sehr feine, nicht immer materiell
faßbare subjektive Einflüsse und Vorlieben, die den Aus-
schlag geben können, Sonnenblumenöl zu wählen. In-
stinktiv werden Sie wissen, ob es das richtige Trägermaterial für Ihre Ölzieh-Kur ist.

Sesamöl
Nach den Rezepten der traditionellen ayurvedischen
Ganzheitsmedizin sollte beim Ölspülen stets Sesamöl
verwendet werden. Was die Molekularstruktur betrifft,

ist es das feinste Öl. Durch das bereits beschriebene Erhitzen des reinen Sesamöls wird erreicht, daß es sogar noch dünnflüssiger wird. Verschiedene Öle werden im Ayurveda unter anderem dazu benutzt, die fettlöslichen Abfallprodukte des Stoffwechsels herauszufiltern, und je feiner das dazu verwendete Öl ist, desto tiefer kann es in das Gewebe eindringen und schädliche Stoffe an sich binden.

Sesam gehört zu den ältesten Gewürzen der Welt; seit jeher ist es auch ein wichtiger Öllieferant. Die Pflanze wurde ursprünglich vor allem in Asien (Indien) und Afrika angebaut.

Das feine Sesamöl ist relativ neutral im Geschmack und hat ein feines Aroma. Sowohl die Samen – ob geröstet oder zur Paste verarbeitet – als auch das kaltgepreßte reine Öl wirken verdauungsfördernd.

Erdnußöl

Erdnüsse pflückt man nicht von Sträuchern, sondern gräbt sie aus der Erde. Nach dem Abblühen der Erdnußpflanze verlängern sich die Fruchtstiele, bohren sich in den Boden, und die Hülsen reifen dort zu wohlschmekkenden eiweiß- und fettreichen Früchten heran. Das durch Kaltpressung aus den Erdnüssen gewonnene Öl ist ein hochwertiges Lebensmittel. Bei Erkrankungen der Haut, von Herz und Kreislauf sowie des Stoffwechsels wird es in der Diät empfohlen. Aufgrund einer medizinischen Studie wurde im übrigen festgestellt, daß nach dem Genuß von Erdnüssen die Mundhöhle einen neutralen pH-Wert aufweist. Inwieweit diese positive Wirkung auch auf das Öl und seine Verwendung im Rahmen einer

Ölzieh-Kur zutrifft, war allerdings nicht Thema dieser Untersuchung.

Die Erdnußpflanze stammt aus Brasilien und verbreitete sich über ganz Amerika nach Afrika und Asien. Hauptproduzenten sind heute Indien und China.

Olivenöl

Das vergleichsweise dickflüssige Olivenöl verfügt über nicht so viele essentielle, das heißt mehrfach ungesättigte Fettsäuren wie beispielsweise das Sonnenblumenöl, dennoch ist es ein hochwertiges Lebensmittel und ein wichtiger und wohlschmeckender Bestandteil der Mittelmeerküche. Neuere Forschungen haben den positiven Effekt des Olivenöls bei der Verhinderung von Herz- und Kreislauferkrankungen bestätigt. Olivenöl ist neben seinen vielfältigen gesundheitsfördernden Wirkungen vor allem auch ein Heilmittel für Leber und Galle.

Wie andere Feldfrüchte auch gilt der Olivenbaum als ein Symbol für Seßhaftigkeit, Ordnung und Frieden. Das aus den Olivenfrüchten gewonnene Öl war im alten Griechenland ein unverzichtbarer Bestandteil von Alltag und Festkultur. Es diente als Speiseöl, als Lampenöl und als Salböl. Letzterem schrieb man große lebenserhaltende Wirkung zu. Außerdem glaubte man, daß das Öl die Kraft habe, die Wogen des Meeres zu glätten.

Der Olivenbaum ist vor allem in den Mittelmeerländern und im vorderen Orient verbreitet.

Jedes der genannten Öle bietet sich im Prinzip für die Verwendung im Rahmen einer Ölzieh-Kur an. Wichtig ist stets, daß Sie ein kaltgepreßtes Öl verwenden, das nicht chemisch behandelt wurde. Probieren Sie aus, welche »Geschmacksrichtung« Ihnen am meisten zusagt:

Sonnenblumen- und Erdnußöl sind eher geschmacksneutral, Olivenöl hat einen sehr ausgeprägten Eigengeschmack und Sesamöl ist von ausgesprochen nussigem Aroma.

Ich selbst verwende Sesamöl aus dem Reformhaus, das ich allerdings nicht extra aufbereite, und spüle nach der von Dr. Karach beschriebenen Methode morgens etwa fünfzehn Minuten lang. Ich habe Sesamöl gewählt, weil mir dieses Öl von Geschmack und Konsistenz am angenehmsten ist.

Kaltgepreßte Speiseöle

Kaltpressung meint, daß die Ölfrüchte oder -samen nur mechanisch zerquetscht werden, um das in ihnen enthaltene Öl zu gewinnen. Nach der ersten Kaltpressung, die das beste und teuerste Öl liefert, ist es möglich, durch Einfluß von Wärme und chemischen Substanzen aus der gepreßten Masse noch mehr Öl herauszuziehen, was jedoch auf Kosten der Qualität und Reinheit geschieht. Warmgepreßte Olivenöle müssen beispielsweise raffiniert werden, da sie zu viele freie Fettsäuren enthalten. Bei der chemischen Behandlung bleiben Rückstände im Speiseöl, und durch die Tatsache, daß die natürlichen Inhaltsstoffe der Ölfrüchte oder Ölsamen durch die Behandlung mit Hitze und chemischen Stoffen zerstört werden, hat das Endprodukt strenggenommen nicht mehr die Qualität eines *Lebensmittels*.
Achten Sie also auf den Zusatz »kaltgepreßt«. Beim Kauf von Olivenöl sollten Sie nur solche Produkte wählen, die auf dem Etikett als »Natives Olivenöl Extra« oder »Olio extra vergine« (= erste Pressung) gekennzeichnet sind.

Fettsäuren

Der Körper braucht Fett. Die Kalorien im Fett sind sein bedeutendster Energielieferant, und die in ihm enthaltenen Botenstoffe dienen als lebenswichtige Regler für den Stoffwechsel und das Immunsystem. Fett besteht aus Glyzerin und Fettsäuren (zum Beispiel Palmitin-, Stearin-, Öl- und Linolsäure).

Je nach chemischer Struktur unterscheidet man zwischen gesättigten sowie einfach und mehrfach ungesättigten Fettsäuren. Fette tierischen Ursprungs enthalten vorwiegend gesättigte Fettsäuren; bei Zimmertemperatur sind diese Fette und Öle fest. Eine Ausnahme sind Fischöle. Meeresfische weisen meist ungesättigte Fettsäuren auf. Pflanzenfette haben überwiegend einen hohen Gehalt an ungesättigten Fettsäuren; sie sind bei Zimmertemperatur flüssig. Ausnahme ist hier das Kokos- oder Palmfett.

Die mehrfach ungesättigten oder essentiellen Fettsäuren kann der menschliche Körper nur zu einem winzigen Teil selbst produzieren. Er muß sie mit der Nahrung aufnehmen, um gesund zu bleiben. Mehrfach ungesättigte Fettsäuren sind zum Beispiel die Linolsäure, Linolensäure oder Arachidonsäure.

Pflanzenöle, die einen hohen Anteil an mehrfach ungesättigten Fettsäuren aufweisen, sind Distelöl (Safloröl), Sojaöl, Sonnenblumenöl und Maiskeimöl.

Zu den Pflanzenölen mit einem überwiegenden Anteil an einfach ungesättigten Fettsäuren zählen Erdnußöl und Olivenöl.

Die genannten Öle lassen sich rein materiell nach ihren im Labor festgestellten Inhaltsstoffen oder aber nach medizinischen Erfahrungswerten klassifizieren. Vielleicht ist aber schon deutlich geworden, daß noch mehr in ihnen steckt als Vitamine und Fettsäuren. Jedes

Öl enthält auch energetische Informationen, die die Pflanzenart, aus der es gewonnen wurde, generell in sich trägt, sowie spezielle Informationen über den Ort und seine Gegebenheiten, wo die Pflanzen wuchsen. Dazu kommen Assoziationen, die wir unbewußt mit den Kulturpflanzen verbinden.

Ohne zuviel in eine Flasche Speiseöl aus dem Supermarkt oder Bioladen hineininterpretieren zu wollen, sollten wir uns doch auch bewußt sein, daß wir es mit lebendiger Nahrung zu tun haben, die Licht in sich trägt und uns Botschaften und feinstoffliche Reize vermittelt. Selbst wenn sich dieser Austausch auf einer sehr feinen Ebene vollzieht und mit wissenschaftlichen Methoden noch nicht meßbar ist, so ist er doch von Einfluß. Damit möchte ich Sie ermuntern, sich stets genug Zeit zu nehmen, um zu erspüren, was Ihnen guttut und womit Sie sich verbinden möchten. Es ist eine gute Übung, auch in ganz kleinen und alltäglichen Dingen achtsam zu sein – zum Beispiel bei der Wahl des bekömmlichsten Speiseöls, das gleichzeitig ein Heilmittel ist.

Mundspülung mit Aloe Vera

Sie haben von der Ölzieh-Kur gelesen, oder sie wurde Ihnen von Freunden empfohlen. Neugierig haben Sie das Ölziehen probiert, doch bei allem guten Willen ist Ihnen so viel Öl im Mund widerwärtig. Sie sehen keine Chance, sich daran zu gewöhnen; schon beim Gedanken, sich auf diese Weise zu »ölen«, wird Ihnen ganz flau. In diesem Fall sollten Sie einmal versuchen, die Kur mit dem Gel der Aloe-Vera-Pflanze durchzuführen.

Das Mundspülen mit Aloe Vera ist parallel zum Ölziehen eine eigenständige Therapieform, die sowohl aus den ayurvedischen Schriften bekannt ist, als auch als Heilweise der indianischen Völker Mittel- und Nordamerikas überliefert ist. In der Traditionellen Chinesischen Medizin wird Aloe ebenfalls in vielfältiger Art und Weise eingesetzt. Die Aloe, das heißt der eingedickte Saft aus den Blättern der Pflanze, wurde in den subtropischen Zonen überall auf der Welt seit frühester Zeit als Universalheilmittel und magisches Instrument benutzt und verehrt. Auf sumerischen Schrifttafeln aus dem Jahr 1750 vor unserer Zeit finden sich bereits Hinweise auf den pharmazeutischen Gebrauch der Aloe. Im alten Ägypten benutzte man den eingedickten Saft für reinigende Räucherungen und zum Einbalsamieren der Toten.

Nicht alle der über 250 Aloe-Arten aus der Familie der

Affodillgewächse (früher Zuordnung Liliengewächse) sind heilkräftig; von höchster Qualität ist die *Aloe barbadensis Miller*. Das aus ihr gewonnene frische oder schonend stabilisierte und haltbar gemachte Gel ist für das Mundspülen und andere innere wie äußere Anwendungen optimal geeignet und frei von schädlichen Nebenwirkungen.

Universalheilmittel Aloe Vera

Überall auf der Welt, wo Aloe gedeiht, erkannte man schon sehr früh die Heilkraft des aus ihren fleischigen Blättern gewonnenen Saftes. Der Saft der Blätter ist reich an Mineralstoffen, Vitaminen, Enzymen, Aminosäuren, Fettsäuren und immunstärkenden Substanzen und entfaltet äußerlich wie innerlich seine Heilwirkung. Er wirkt keimtötend, antibakteriell, antiviral, pilztötend, fiebersenkend und dient der Blutstillung sowie der Behandlung vor allem von Hautverletzungen, Sonnenbrand und Verbrennungen. Das Gift von Insektenstichen wird in kürzester Zeit durch Aloe-Gel schonend aus der Haut gezogen. Das Gel regeneriert erschlafftes Gewebe und spendet trockener Haut Feuchtigkeit. Darüber hinaus gibt es so gut wie keine Erkrankung, die nach der Volksmedizin und Naturheilkunde nicht mit Hilfe von Aloe-Saft gelindert oder auskuriert werden könnte. Die Liste der Indikationen reicht von Augenentzündungen bis zu Fußpilz, von Unfruchtbarkeit bis zu Diabetes, von Strahlenschäden bis zu Aids und Krebserkrankungen. Aloe-

Vera-Gel ist generell ein heilkräftiger Stimulator des Immunsystems und harmonisiert den Stoffwechsel. Daneben ist Aloe-Saft ein wunderbares Schönheitsmittel für Haut und Haar.

Speziell im Bereich von Zähnen, Mundraum und Rachen läßt sich Aloe vielseitig einsetzen und sorgt für eine gesunde Mundflora und festes Zahnfleisch. Das Gel schützt auch vor Kariesbefall. Zahnschmerzen lassen sich mit Hilfe von Aloe-Gel lindern. Zu diesem Zweck wird mit dem Gel der Pflanze, das mit Wasser verdünnt wird, gegurgelt, oder das Gel wird auf die schmerzende Stelle gestrichen.

Von dem erfahrenen Phytotherapeuten, Heilpraktiker und Klinischen Psychologen Dr. Jakob-Peter Müller aus Seefeld bei München stammt folgendes Rezept für das Mundspülen mit Aloe Vera. Er empfiehlt, einen Eßlöffel des Aloe-Vera-Gels in den Mund zu nehmen und es vier bis sechs Minuten durch die Zähne zu ziehen. Die Prozedur entspricht vollkommen dem Ölziehen nach Dr. Karach, nur daß jetzt mit Pflanzen-Gel gespült wird. Danach wird das Gel ausgespuckt.

Ähnlich wie durch das Öl Schadstoffe aus der Mundschleimhaut gezogen werden, wirkt die Gallertsubstanz des Gels entgiftend. Aufgrund der Verzuckerung der Geloberfläche durch Speicheleinwirkung wirkt die Substanz wie eine Vakuumpumpe. Das Gel zieht Schlacken aus der Mundschleimhaut und bindet die Giftstoffe, die dann mühelos ausgeschieden werden. Ohne die Mundflora zu zerstören, gelingt es auf diese Weise, Keime, Bakterien und Viren, die sich im Mund- und Rachenraum angesiedelt haben, zu entfernen.

Untersuchungen haben erwiesen, so Dr. Müller, daß die Mundschleimhaut durch das Spülen mit Aloe einen neutralen pH-Wert erreicht. Im Gegensatz dazu wird die Mundschleimhaut durch das Spülen mit Öl basisch – eine Wirkung, die auch durch die vielgepriesenen zahnfreundlichen Kaugummis erzielt wird. Eine pH-neutral gestellte Mundschleimhaut fällt jedoch nicht so schnell wieder in ein saures Milieu zurück.

Durch das Spülen mit Aloe-Gel kann ebenso wie beim Ölziehen eine Entgiftung des gesamten Organismus erreicht werden. Unterstützt wird diese Kur durch das zusätzliche Einnehmen von Gel, das vorher nicht im Mund gespült wird.

Gute Ergebnisse werden dabei jedoch nur erreicht, wenn ein Aloe-Vera-Gel von bester Qualität eingesetzt wird. Aloe ist nicht gleich Aloe. Wichtig ist zum einen, die für Heilanwendungen geeignetste Aloe-Sorte (*Aloe barbadensis Miller*) zu wählen. Zum anderen müssen die Inhaltsstoffe der Aloe möglichst unverfälscht in dem verwendeten Gel enthalten sein – es darf nicht bis zu mehr als neunzig Prozent aus Wasser bestehen, wie das bei manchen Produkten der Fall ist.

In unseren Breiten sind frische Aloe-Blätter nicht erhältlich; wir sind auf haltbar gemachte, stabilisierte Fertigsäfte oder -gels angewiesen. Ein naturreines Aloe-Vera-Gel von ausgezeichneter Qualität, das auch für die vorgestellte Methode der entgiftenden Mundspülung geeignet ist, wird beispielsweise von der Firma »Forever Living Products« angeboten (die Adresse, über die Sie Bezugsquellen in Erfahrung bringen, finden Sie im Anhang des Buches). Hier wurde ein patentiertes Verfahren entwickelt, das – wissenschaftlich nachweisbar – die heilkräftigen Wirkstoffe des frischen Aloe-Gels konserviert und damit höchsten Ansprüchen genügt.

Das Mundspülen mit Aloe Vera ist mit anderen Empfindungen verbunden als das Ölziehen. Das Gel der Pflanze schmeckt aufgrund der in der Pflanze enthaltenen Bitterstoffe leicht herb und wirkt im Mund frisch und anfangs zusammenziehend. Gerade Menschen, die von öligen Substanzen abgestoßen werden, ziehen es vor, das Mundspülen mit Aloe zu praktizieren, und erleben so das gleiche befreiende Gefühl der Reinigung und Klärung.

Erste Erfahrungen zeigen, daß das Mundspülen mit

Mit Aloe entgiften

- Besorgen Sie sich ein naturreines Aloe-Vera-Gel bester Qualität.

- Nehmen Sie auf nüchternen Magen – am besten morgens nach dem Aufstehen – ungefähr einen Eßlöffel voll Gel in den Mund.

- Ziehen Sie das Gel für etwa vier bis sechs Minuten durch die Zähne, und »kauen« Sie es.

- Spucken Sie die Flüssigkeit danach aus.

- Um die entgiftende und aufbauende Wirkung zu verstärken, nehmen Sie im Anschluß an das Mundspülen ungefähr zwei Eßlöffel frisches Aloe-Gel innerlich ein.

Achtung: Wie beim Ölziehen darf das Gel, mit dem gespült wird, nicht heruntergeschluckt werden. Es ist jedoch nicht schlimm, falls das aus Versehen einmal geschieht. Wenn Sie Gel innerlich einnehmen, sollte es immer sofort geschluckt und nicht erst im Mund gespült werden.

Aloe in seiner aufbauenden und heilsamen Wirkung dem Ölziehen in nichts nachsteht und vor allem im Bereich Zähne, Zahnfleisch, obere Luftwege und Stärkung der Abwehrkraft des Organismus sehr viel Positives bewirkt. Speziell bei der Bekämpfung von Herpes-Infektionen hat sich das Spülen mit Aloe bewährt.

Wie auch beim Ölziehen werden mit der Aloe-Spülung über den Mund und Rachen die inneren Organe angesprochen. Doch zu diesem Thema ab Seite 63 mehr.

Warum wirkt das Ölziehen?

Ergebnisse

Neugieriges Interesse, Aufgeschlossenheit für naturheilkundliche Verfahren oder die spontane innere Gewißheit, daß das Ölziehen zu diesem Zeitpunkt genau das Richtige für die eigene Gesundheit ist, auf der einen Seite und Unglauben, abfällige Kritik an den lächerlich »primitiven« Rezepten der Volksmedizin und fachliche Bedenken auf der anderen Seite: Trotz einer fehlenden eindeutigen, wissenschaftlich fundierten und in Labortests erhärteten Erklärung seiner Wirksamkeit hat das Ölziehen nach Dr. Karach – vor allem dank der von Dr. Veronica Carstens herausgegebenen Anleitungen und Empfehlungen – im deutschsprachigen Raum sehr viel Resonanz gefunden. Die Methode wurde von vielen Menschen sofort bereitwillig angenommen, und die Anwender konnten mit dem einfachen, preiswerten Ölziehen zum Teil beachtliche Heilerfolge erzielen.

In der bereits mehrfach zitierten Broschüre *Sonnenblumenöl*, die von Annette Boës zusammengestellt wurde, ist eine Auswertung der Leserzuschriften an *Natur und Medizin* enthalten, die von positiven, aber auch negativen Erfahrungen mit dem Ölziehen berichten. Danach waren von 119 Zuschriften an die Redaktion 97 positive Rückmeldungen (81,5 %). In 10 Fällen blieb die Kur wirkungslos (8,4 %). In 12 Fällen traten Verschlechterungen ein, oder das Ölziehen wurde wegen bestimmter Nebenwirkungen abgebrochen (10 %). Natürlich würde diese Statistik bei einer kontrollierten Studie sicher anders ausfallen – das Ölziehen wurde von den Lesern ja aus eigener Initiative aufgenommen, und auch die Briefe an die Redaktion wurden spontan und freiwillig verfaßt; nicht jeder, der bestimmte Erfahrungen gemacht hatte, meldete sich auch zu Wort. Zudem bleibt bei dieser Auswertung ungeklärt, ob die Beschwerden allein durch das Ölziehen verschwunden sind. Möglicherweise haben auch andere Faktoren zu der Heilung beigetragen, oder der Patient wäre selbst ohne jede Behandlung zu einem bestimmten Zeitpunkt wieder gesund geworden.

In den positiven Zuschriften waren insgesamt 200 Meldungen über Zustände, bei denen eine Verbesserung beziehungsweise Ausheilung erreicht wurde, enthalten (die Schreiber hatten unter mehr als einer Gesundheitsstörung gelitten und/oder berichteten über die Heilerfolge von Verwandten und Bekannten, die die Ölzieh-Kur ebenfalls durchgeführt hatten).

Positiv wirkte das Ölziehen (Methode Dr. Karach) demnach auf:

- Luftwege (31)
- Zähne/Zahnfleisch (30)
- Allgemeinzustand (29)
- Bewegungsapparat (22)
- Hals-Nasen-Ohren-Raum (22)
- Haut (18)

- Nerven (14)
- Kreislauf (9)
- Magen/Darm (9)
- Augen (7)
- Urogenitalsystem (5)
- sonstige Körperzonen und Organe (4)

Diese trockene Statistik wird in dem Band *Sonnenblumenöl* durch viele abgedruckte Leserzuschriften, auch kritischer Art, illustriert.

Nach wie vor erreichen die Redaktion von *Natur und Medizin* offenbar viele Stellungnahmen zum Thema Ölziehen. So ist beispielsweise in der Ausgabe 1/1997 ein Erfahrungsbericht eines Sechzigjährigen enthalten, der mit Hilfe des Ölziehens seine Herzrhythmusstörungen erfolgreich behandeln konnte. Die EKG-Untersuchungen seines Hausarztes bestätigen diesen Erfolg, der sich nach zwei Monaten Ölziehens mit Sonnenblumenöl zeigte.

In der Broschüre *Sonnenblumenöl* sind auch die Ergebnisse der Studie von Dr. Rosi Frey, einer holländischen Ärztin, veröffentlicht. Aufgrund der Berichte über das Ölziehen mit Sonnenblumenöl hatte sie per Zeitungsannonce Versuchspersonen für eine Studie gesucht, bei der über einen Zeitraum von zwei Monaten jeder Patient ein- bis zweimal täglich das Ölziehen praktizieren sollte. Dreißig Interessenten (25 Frauen und 5 Männer) fanden sich bereit; ihr Durchschnittsalter betrug fünfzig Jahre. Die Versuchspersonen litten an verschiedenen allgemeinen Gesundheitsstörungen.

Als Ergebnis zeigte sich, daß 80 % der Versuchsteilnehmer eine Verbesserung ihrer Beschwerden verzeichneten. Bei sechs Versuchsteilnehmern (20 %) verschwanden durch das Ölziehen fast alle Beschwerden. Bei jedem dritten Teilnehmer war eine erhebliche Verbesserung erzielt worden, und zwölf Personen (40%) gaben eine mäßige Besserung ihrer Beschwerden an. Sechs Teilnehmer (20%) berichteten von keinerlei Wirkung.

Wichtig ist zur Studie von Dr. Rosi Frey zu erwähnen, daß bei vielen Versuchsteilnehmern nach einer Woche oder auch erst nach einem Monat der praktizierten Ölzieh-Kur eine Verschlimmerung der alten Beschwerden auftrat und auch andere »Nebenwirkungen« verspürt wurden wie emotionale Labilität, Depressivität, Müdigkeit, Grippegefühl und Steifheit in Muskeln und Gelenken, Durchfall oder Verstopfung, Bauchschmerzen, Halsschmerzen, vermehrte Schleimproduktion im Rachen, Anschwellen und Empfindlichkeit der Lymphknoten an Hals und Leisten sowie Hautjucken. Diese Reaktionen verschwanden bei kontinuierlich weiterpraktiziertem Ölziehen jedoch nach kurzer Zeit.

Angesichts der hohen Erfolgsrate kam Dr. Frey zu dem Ergebnis, daß dem Ölziehen ein Platz bei der Behandlung von chronischen Gesundheitsstörungen zukommt und daß es vor allem als allgemeine Entgiftungstherapie eingesetzt werden sollte.

Erfahrungsberichte

»Es tut mir einfach gut« – das ist der Kommentar, den ich am meisten zu hören bekam, als ich mit Menschen über ihre Erfahrungen mit dem Ölziehen, oder auch Ölschlürfen genannt, sprach. Einige hatten damit begonnen, um ganz allgemein etwas für ihre Gesundheit zu tun. Anderen war es empfohlen worden, um gezielt bestimmte Beschwerden auszukurieren. Wieder anderen gesundheitsbewußten Menschen leuchtete das Verfahren sehr ein; sie hätten es gern für sich genutzt, doch eine tiefsitzende Abneigung dagegen, so viel Öl in den Mund zu nehmen und es dann auch noch minutenlang zwischen den Zähnen hin- und herzuziehen, ließ sie schnell wieder damit aufhören oder gar nicht erst beginnen. »Ich mag es nicht, Öl im Mund zu haben, obwohl das Ölziehen ja bei Parodontose geholfen hat. Ich bringe es einfach nicht fertig, so etwas regelmäßig zu machen«, das ist ein typischer Kommentar. Meine Empfehlung wäre, auf Aloe-Vera-Gel umzusteigen und das Spülen mit diesem hochwertigen Pflanzensaft – der allerdings teurer ist als das relativ preiswerte Sonnenblumenöl – auszuprobieren.

Unüberwindliche Abneigung gegen das Trägermaterial Öl ist die einzige »negative« Stellungnahme zum Thema Ölziehen, auf die ich bei meinen Recherchen stieß. Natürlich kann meine Umfrage nicht den Anspruch erheben, repräsentative Daten zu liefern, doch ich möchte an dieser Stelle einige Ölschlürfer zu Wort kommen lassen und ihre Erfahrungen vorstellen.

- »Ich benutze Sesamöl und spüle damit, um Giftstoffe auszuschwemmen. Ich reinige morgens auch meine Zunge durch Schaben. Durch das Ölziehen fühle ich mich freier.« Die Frau Mitte Vierzig lebt sehr gesundheitsbewußt und nutzt die verschiedenen ayurvedischen Produkte und Verfahren.

- »Ich habe mit dem Ölziehen angefangen, weil es mir zur Entgiftung und allgemeinen Stärkung empfohlen wurde. Es leuchtete mir ein, daß manche Giftstoffe im Körper nur fettlöslich sind und ich auf diese Weise an tiefe Schlacken herankomme. Auf das Ölziehen führe ich zurück, daß eine Wurzelbehandlung, bei der es auf der Kippe stand, ob der Zahn zu retten ist, gutging. Mein Zahnarzt hat sich gewundert, wie schnell die Entzündung verschwand, und meinte, daß ich wohl über ein gutes Immunsystem verfügen müsse.« Die vierzigjährige Frau hatte damals etwa ein Vierteljahr lang morgens mit Sesamöl gespült. Auch während der Zahnbehandlung praktizierte sie das Ölziehen nur einmal täglich.

- »Ich habe durch das Ölziehen vor allem eine positive Wirkung auf die Zähne und das Zahnfleisch gespürt. Meine Zähne wurden weißer.« Die etwa fünfzigjährige Frau praktiziert das Ölziehen – mit Unterbrechungen – seit mehreren Jahren und benutzt Sonnenblumenöl.

- »Ich benutze Olivenöl zum Spülen und mache das immer mal wieder bei Erkältungen. Das hilft.« Die positive Wirkung des Ölziehens bei Erkältungskrankheiten und deren Vorbeugung gehörte – neben der Pflege von Zähnen und Zahnfleisch – zu den meistgenannten Erfahrungen.

- »Ich habe mit dem Schlürfen von Sonnenblumenöl auf den Rat meines Naturheilkundearztes begonnen, um vielleicht auf diese Weise meine Gallensteine loszuwerden. Ich habe das Ölschlürfen über ein Jahr lang gemacht. Für die Galle hat es nichts gebracht, aber ich hatte seitdem keine Herpes-Infektionen an der Lippe und auch keine Grippe mehr.« Die Patientin hörte nach ihrer Gallenoperation mit dem Ölziehen auf. Danach kam es erneut zu vereinzelten Herpes-Erkrankungen, die jedoch längst nicht mehr so schlimm wie früher waren. Aber nun, so meinte sie, werde sie wieder mit dem Ölziehen anfangen.

- »Ich habe mit dem Ölziehen angefangen, weil ich dachte, ich könnte damit meine Migräne wegkriegen. Ich habe es sechs Jahre lang täglich praktiziert. Meine Migräne ist nicht weggegangen, aber es hat mir gutgetan, morgens dieses Ritual zu machen.« Der Fünfzigjährigen war das Ölziehen von ihrer Atemtherapeutin empfohlen worden. Sie hat für ihre Kur Sonnenblumenöl benutzt.

Die wohl spektakulärste Erfahrung mit dem Ölziehen, von der ich persönlich hörte, machte ein über siebzigjähriger Asthmatiker, der unter heftigen Anfällen litt, die alle viertel bis halbe Stunde auftraten. Durch das tägliche Spülen mit Sonnenblumenöl erreichte er es, daß seine Anfälle nun sehr viel seltener auftreten und er – voller Freude und Dankbarkeit über diese gravierende Verbesserung seines Zustands – nicht mehr in Angst vor Asthmaattacken leben muß.

Ich selbst habe mit dem Ölziehen aus dem Impuls

heraus begonnen, etwas Gutes für meinen Körper zu tun, und benutze Sesamöl. Ich habe die Erfahrung gemacht, daß ich sehr widerstandsfähig gegenüber Infektionen geworden bin und beispielsweise im letzten Winter keine einzige Erkältung bekam. Ich beobachte, daß sich nach dem morgendlichen Ölziehen sehr viel Schleim aus Nase und Rachen löst. Danach habe ich ein höchst angenehmes freies Gefühl in Kopf und Hals.

Erklärungsversuche

Wie schon mehrfach erwähnt, gibt es bislang keine eindeutige wissenschaftliche Erklärung des Phänomens, daß durch einfaches Mundspülen mit Öl auch schwere Gesundheitsstörungen geheilt, zumindest gelindert werden. Verschiedene Erklärungsmöglichkeiten stehen zur Debatte, die zum Teil nicht mit westlichen schulmedizinischen Betrachtungsweisen konform gehen.

In der in *Natur und Medizin* veröffentlichten Übersetzung des Berichts von Dr. Karach heißt es, daß »der eigentliche Grundsatz dieses Heilverfahrens in der einfachen Art und Weise, nämlich im Schlürfen oder Saugen des Öls in der Mundhöhle besteht, und daß der weitere Heilvorgang vom menschlichen Organismus allein vollzogen wird«. Demnach stimuliert das Ölziehen die Selbstheilungskraft des Körpers. Offen bleibt, ob dies durch bestimmte Wirkstoffe im Sonnenblumenöl, die während des »Kauens« freigesetzt beziehungsweise aufgenommen werden, geschieht oder ob es die Kau- und

Schlürfbewegungen sind, die den entscheidenden Impuls auslösen, wobei auch den Speicheldrüsen Bedeutung zukäme. Immerhin findet im Mund durch den Speichel ein erster Verdauungsprozeß statt. Mit Hilfe von Speichelenzymen, wie Amylase, wird im Mund beispielsweise mit der Kohlenhydratspaltung begonnen. Die Fettverdauung jedoch vollzieht sich erst im Darm. Da die Kur zudem auch mit anderen Substanzen als dem Sonnenblumenöl funktioniert – neben dem Spülen mit Aloe Vera gibt es auch Versuche mit destilliertem Wasser –, kann die Heilwirkung nicht in erster Linie durch die Mundverdauung oder durch Inhaltsstoffe des Öls eintreten, die über die Mundschleimhaut aufgenommen werden.

Durch das Schlürfen und Kauen des Öls werden allerdings die Speicheldrüsen angeregt. In diesem Zusammenhang ist eine von Stephen Chang vorgestellte taoistische Gesundheitsübung interessant. Sie trägt den poetischen Namen »Der rote Drache tanzt über dem Ozean, um den Wind, den Regen und die Wolken zu schaffen« und zielt darauf ab, mit Hilfe von Zunge und Speichel Mund und Zähne zu reinigen und das Herz anzuregen. Zu diesem Zweck wird die Zunge wie eine Zahnbürste benutzt und die Zungenspitze wiederholt an Zähnen und Zahnfleisch entlanggeführt. Diese Zungenbewegungen regen die Speichelproduktion an. Der Speichel wird im Mund gesammelt und nicht heruntergeschluckt. Wenn reichlich Speichel zusammengekommen ist, wird er zwischen den Zähnen hin- und hergezogen. Doch im Gegensatz zum Ölspülen wird der auf diese Weise energetisierte Speichel dann langsam heruntergeschluckt. In der chinesischen Medizin wird dem Speichel, dem »himmlischen Tau«, unter anderem wegen seiner antibakteriellen Wirkung große Heilkraft zugeschrieben.

Beim Ölziehen wird jedoch etwas von außen in den Mund genommen, dort bearbeitet und dann wieder ausgespuckt. Das legt den Schluß nahe, daß über die Mundschleimhaut, die durch das Schlürfen und Ziehen des Öls angeregt wird, Substanzen ausgeschieden und im Öl gebunden werden. Dr. Veronica Carstens erläutert in Heft 3/93 von *Natur und Medizin:* »Das Öl hätte demnach zwei zentrale Aufgaben: Einmal den Organismus zur Schadstoffausscheidung anzuregen und zum anderen die über die Mundschleimhaut ausgeschiedenen Schadstoffe zu binden.«

Das erinnert an die Entschlackungskuren im Ayurveda. Dort werden im Rahmen der Panchakarma-Kur verschiedene, zum Teil mit Heilkräutern versetzte Öle und Fette benutzt, um den Körper von Toxinen zu reinigen und zu stärken. Die Öle werden sowohl innerlich als auch äußerlich angewendet. Bei der innerlichen Anwendung kommt es zu einer Erhöhung des Blutfettspiegels, um dann auf verschiedenen Wegen fettlösliche Schlakken aus dem Körper zu entfernen. Bei den Ölmassagen und Ölbädern wird der Stoffwechsel im Gewebe aktiviert, um dann den Körper beispielsweise durch Schwitzen Schlackenstoffe über die Haut und Schleimhaut ausscheiden zu lassen. Vor allem Sesamöl dient hier, wie bereits beschrieben, als Mittel, um über die Mundschleimhaut zu entgiften.

In seinem Buch *Heilung* weist der Arzt Dr. Harald Kinadeter im Zusammenhang mit der Ölzieh-Kur auf die Methode der Mikro-Magnetischen Medizin (MMM) nach

Professor Wilhelm Langreder hin. Nach dessen Lehre – oder besser gesagt: Energiemedizin – sind die Zähne voller Schadwellen, wie überhaupt der Kiefer-/Mundbereich eine potentielle Schwachstelle des Körpers ist, da hier schädliche Einflüsse eindringen können. Da die Zähne mit bestimmten Organen in Verbindung stehen (siehe dazu auch die Übersicht auf Seite 69), werden die durch den Mund hereinkommenden Schadwellen in das Körpergewebe geleitet. Beim Ölziehen geschieht demnach der umgekehrte Prozeß: Die Schadwellen strahlen in das Öl ab, wodurch nach und nach alle inneren Organe und Gewebe gereinigt werden. Gifte werden auf diese Weise herausgezogen, im Öl gebunden und ausgespuckt. Sie müssen vom Organismus nicht über den Weg der Krankheit ausgeleitet werden.

Sicher wird es in nicht allzu ferner Zeit gelingen, die Vorgänge eindeutig nachzuvollziehen, die für die Heilerfolge der Ölzieh-Kur verantwortlich sind. Und möglicherweise kann dann auch geklärt werden, warum die Kur bei einigen Menschen mit speziellen Beschwerden so bemerkenswerte positive Veränderungen bewirkt und bei anderen im gleichen Krankheitsfall gar nicht greift.

Eines scheint jedoch heute schon festzustehen: das Ölziehen ist eine Entgiftungskur, die den Organismus in die Lage versetzt, seine Selbstheilungskräfte zum Einsatz zu bringen.

Physische
und geistige Grundlagen

Der Mund- und Rachenraum

Der Mund und der dahinter liegende Rachenraum sind Körperöffnungen, deren Aufgabe auf physischer Ebene sowohl die Aufnahme – von Nahrung und Atemluft – als auch die Absonderung (Ausspucken) und Abwehr ist. Mund, Nase und Rachen sind Eintrittspforten für Krankheitserreger aus Luft und Nahrung und damit als besondere Gefahrenzonen des Körpers durch das Abwehrsystem besonders geschützt.

Der Mund, speziell die Zunge, dient zudem dem Sprechen und damit dem Selbstausdruck und der Kommunikation. Der Rachen ist mit zuständig für die Tonbildung. Eine Schleimhautschicht kleidet die Mundhöhle und den Rachenraum aus.

Mund und Rachen sind in vielerlei Hinsicht ein Tor zu den inneren Organen des Körpers. Vor allem die Traditionelle Chinesische Medizin nutzt bei Diagnose und Behandlung – zum Beispiel bei der Akupunktur – diese Zusammenhänge (siehe dazu die Übersicht zu den Mund-/Rachenraum zugeordneten Funktionskreisen). Aus dem Zustand der Zunge lassen sich beispielsweise Rückschlüsse auf das Befinden eines Menschen ziehen;

Zuordnungen zu den Funktionskreisen (Meridianen) nach der Traditionellen Chinesischen Medizin (Akupunktur)

Mund	=	Funktionskreis Magen/Milz (bzw. Funktionskreis »Mitte«)
Zunge	=	Funktionskreis Herz
Zähne	=	Funktionskreis Niere
Zahnfleisch	=	Funktionskreis Magen
Kehle/Mandeln	=	Funktionskreis Lunge
Nase	=	Funktionskreis Lunge

die Zungendiagnose ist besonders von der Traditionellen Chinesischen Medizin zu einem ausgefeilten Instrument entwickelt worden. In der ganzheitlichen Zahnmedizin geht man davon aus, daß Zahnbeschwerden auch stets auf Störungen in dem Organ(system) hinweisen, das mit dem betroffenen Zahn verbunden ist.

Mund

Der Mund ist dazu ausgestattet, mit Hilfe der Lippen und Zähne Nahrung aufzunehmen und zu zerkleinern, sie einzuspeicheln und damit zu einem gewissen Grad vorzuverdauen, um sie dann mit Unterstützung der Zunge beim Schlucken dem Magen einzuverleiben. Die über den Mund aufgenommene Nahrung ist einer der wichtigsten äußeren Faktoren, durch die der Körper beeinflußt wird. Dementsprechend sind die Möglichkeiten groß, über die Art der Nahrung die Selbstheilungsmechanismen des Körpers anzuregen und zu unterstützen.

Der Mund ist gleichzeitig eines der wichtigsten Ausdrucksorgane des Menschen, wobei nicht nur die verbalen Mitteilungen, die aus ihm herauskommen, Signale sind, sondern auch seine Gestalt.

Speicheldrüsen

In der Schleimhaut der Mundhöhle befinden sich die Speicheldrüsen. Unterschieden wird zwischen den kleinen Speicheldrüsen, deren Ausgänge in der Schleimhaut von Lippen, Wangen, Gaumen und Zunge liegen, und den großen Speicheldrüsen, das sind die Ohrspeicheldrüse, die Unterkieferspeicheldrüse und die Unterzungenspeicheldrüse. Die Ohrspeicheldrüse ist die größte der Speicheldrüsen; sie liegt vor dem Ohr am Unterkiefer, durchzieht mit ihrem Kanal den Wangenmuskel und mündet in Höhe des zweiten oberen Backenzahnes in die Mundhöhle. Die Speicheldrüsen werden vom vegetativen Nervensystem gesteuert und produzieren beim Erwachsenen täglich mehr als einen Liter Speichel.

Neben dem Blut ist der Speichel ein ganz besonderer Saft. Er macht die zerkaute Nahrung gleitfähig und zum Herunterschlucken bereit; daneben ist er für die Vorverdauung zuständig. In der Traditionellen Chinesischen Medizin und der Volksmedizin der indianischen Völker ist der Speichel durch seine antibakteriell wirkenden Bestandteile eine Arznei. Aber auch hierzulande kennt man noch die Anwendung von Speichel bei Verletzungen. So wird er bei kleineren Schnittwunden, Stichen oder Prellungen auf die betroffene Stelle gerieben.

Man spuckt sich heute nur noch als symbolische Geste in die Hände, um sich für das Anpacken einer größeren Aufgabe bereitzumachen und zu schützen. Wir denken nicht mehr daran, daß das einmal ganz real ein Schutz bei Verletzungen der Handflächen war. Wir kennen in diesem Zusammenhang auch die Geste, sich Glück zu wünschen und dabei auszuspucken. Das Ausspucken von Speichel und Schleim, wie es Sportler, vor allem Fußballspieler, beim Wettkampf so hingebungsvoll tun, ist allerdings eher ein Reflex, um Aggression und Spannung loszuwerden. Demgegenüber assoziieren wir auch auf der symbolischen Ebene, daß mit Speichel Lust verbunden ist, denn uns läuft das Wasser im Munde zusammen, wenn wir etwas Appetitliches – welcher Natur auch immer – sehen.

Zunge

Die Zunge ist ein von Schleimhaut überzogener Muskel und ein wichtiges Werkzeug beim Kauen, Saugen, Lutschen und Herunterschlucken. Daneben spielt die Zunge eine entscheidende Rolle beim Sprechen und steht nach der Traditionellen Chinesischen Medizin mit dem Herz in Verbindung. Auch im Westen wird dieser Zusammenhang – wenn auch nur symbolisch – hergestellt, wenn wir sagen, daß jemand »sein Herz auf der Zunge trägt«.

Die chinesische Medizin teilt die Zunge darüber hinaus noch in bestimmte »Reflexzonen« ein. Eine Über-

Zungenbereiche und mit ihnen korrespondierende innere Organe*

Zungenseiten:	Leber, Gallenblase
Zungenspitze:	Herz
Vorderer Zungenteil:	Lunge
Zungenmitte:	Milz, Magen
Zungenwurzel:	Niere

sicht dazu finden Sie in dem Kasten mit den Zuordnungen von Zungenbereichen und inneren Organen. Ted J. Kaptchuk, dessen Einführungsbuch diese Informationen entnommen sind, weist jedoch darauf hin, daß die genannten Zuordnungen nicht absolute Geltung haben, sondern als Hinweise verstanden werden sollten.

Auf der Zunge befinden sich zahlreiche Geschmackspapillen, die dem Ertasten und Schmecken dienen und mit denen Temperatur- und Schmerzempfindungen registriert werden. Die Zunge unterscheidet beim Schmecken zwischen den Qualitäten Süß, Salzig, Sauer und Bitter.

Am Zungengrund befindet sich die Zungenmandel, die Teil des lymphatischen Gewebes ist, das im Mund-/Rachenraum einen starken Abwehrring gegen Krankheitskeime bildet. Dazu weiter unten mehr.

Auf symbolischer Ebene verbinden wir mit der Zunge (lat.: *lingua*) Sprache, Ausdrucksweise, Kommunikation und Unterscheidungskraft. Außerdem ist sie das Tor zu unserem Herzen.

* Nach: Ted J. Kaptchuk: Das große Buch der chinesischen Medizin. Bern/München 1990, S. 168.

Zähne und Zahnfleisch

Wir Menschen kommen – bis auf seltene Ausnahmen – zahnlos auf die Welt. Als Baby saugen wir ja auch anfangs nur Milch und erhalten erst später feste Nahrung zu essen, die wir mit den Zähnen abbeißen, zerkleinern und zermahlen müssen, um sie gut schlucken und verdauen zu können. Ab dem sechsten Lebensmonat bis etwa zum zweiten Lebensjahr wächst das Milchgebiß, das dann ab dem sechsten Lebensjahr bis etwa zum zwölften Lebensjahr durch das Dauergebiß ersetzt wird. Es besteht beim erwachsenen Menschen aus insgesamt acht Schneidezähnen, vier Eckzähnen, acht Backenzähnen und zwölf Mahlzähnen. Ihre Krone, das heißt der sichtbare Teil des Zahnes, ist mit Zahnschmelz überzogen, der härtesten Substanz des Körpers. Der Zahnhals markiert den Übergang zur Zahnwurzel, die im Kiefer verankert ist. Das Zahnfleisch schützt den Zahnhals.

Nach den Erfahrungen der Ganzheitsmedizin steht jeder Zahn in Wechselbeziehung zu einem inneren Organ. Die unten vorgestellte Liste bezieht sich auf die Zähne einer Kieferhälfte und nennt die entsprechenden Akupunktur-Leitbahnen.

»Die Zähne zeigen« und »sich durchbeißen« – beides ist immer ein Ausdruck von Angriffslust, Wehrhaftigkeit und Selbstbehauptung. Zahnprobleme weisen dementsprechend meist auf fehlende Lebenskraft und/oder Angst vor Aggression hin. Auch Erkrankungen des Zahnfleisches, das den Zähnen Halt gibt und sie schützt,

Zuordnung der Zähne zu den Meridianen*

erster Schneidezahn:	Harnblase
zweiter Schneidezahn:	Niere
Eckzahn:	Gallenblase
erster Backenzahn:	Milz, Bauchspeicheldrüse
zweiter Backenzahn:	Magen
erster Mahlzahn:	Dickdarm
zweiter Mahlzahn:	Lunge
Weisheitszahn:	Dünndarm

lassen sich in diesem Sinne deuten. Aggression ist das große Thema unseres von Karies und Parodontose gefährdeten »Waffenarsenals« (R. Dahlke) im Mund.

Rachen

Der Rachen ist ein an der Schädelbasis aufgehängter Schlauch, der in drei Abschnitte unterteilt wird. Mit seinem oberen Teil mündet er in die Nasenhöhle, mit dem mittleren in die Mundhöhle und mit dem unteren über den Kehlkopf in die Speiseröhre. Der Rachen ist demnach ein Durchgangskanal sowohl für die Atemluft als auch für die Nahrung. Daneben werden im beweglichen Rachenschlauch verschiedene Vokallaute unserer Sprache gebildet.

* Nach Dr. Chr. Kobau, in: R. Dahlke, Krankheit als Symbol, München 1996, S. 86.

Im Rachen finden wir das erste massive Bollwerk aus lymphatischem Gewebe (Waldeyerscher Rachenring) gegen Krankheitserreger, die über die eingeatmete Luft oder die aufgenommenen Speisen in den Körper eingedrungen sind. Fast die Hälfte aller Lymphknoten des Abwehrsystems sind in der Hals-/Rachenregion konzentriert.

Auf symbolischer Ebene spiegelt uns der Rachen, wie wir mit den Themen Einverleibung und Abwehr umgehen. Manchmal können wir »den Rachen nicht voll genug kriegen«, dann wieder wird uns »der Rachen vollgestopft«, ohne daß wir uns dagegen zur Wehr setzen. Anhand des Rachens und seiner Beschwerden können wir uns darüber klar werden, was wir in uns aufnehmen und dann schlucken wollen und was wir als ungenießbar besser wieder ausspucken.

Mandeln

Die herausragenden »Polizeistationen« (R. Dahlke) im lymphatischen Abwehrring des Rachenbereiches (Waldeyerscher Rachenring) sind die Mandeln. Es handelt sich dabei um lymphatisches Gewebe, wobei zwischen Gaumenmandeln, Rachenmandel und Zungenmandel unterschieden wird. Die beiden Gaumenmandeln befinden sich seitlich des Übergangs von der Mund- zur Rachenhöhle. Die Rachenmandel sitzt oben am Rachendach hinter dem Naseneingang zur Rachenhöhle. Die Zungenmandel, auch Zungenbälge genannt, liegt am Zungengrund. Darüber hinaus befindet sich lymphatisches Gewebe in der seitlichen Rachenwand (Seitenstrang), das sich im Bereich der Ohrtrompete (Verbindung zwischen Mittelohr und Rachen) konzentriert.

Die Aufgabe der Rachenmandeln besteht darin, durch die Aktivierung der spezifischen Abwehr möglichst frühzeitig die eingedrungenen Krankheitserreger anzugreifen. Allerdings können sich an den Gaumenmandeln selbst Bakterien festsetzen und wiederholt Entzündungen auslösen.

Im übertragenen Sinn sind die Mandeln Wachposten, die Unbefugten den Eintritt verwehren. Sie gut zu ölen und zu schmieren kann also in jeder Hinsicht nur von Vorteil sein.

Stoffwechsel und Stoffwechselschlacken

Unter Stoffwechsel (Metabolismus) versteht man alle chemischen Reaktionen im Körpergewebe und im engeren Sinne die chemischen Veränderungen, die die aufgenommenen Nahrungsbestandteile in den Körperzellen erfahren. Um zu funktionieren, braucht der Körper Nahrung, die er verdaut und »verbrennt« und damit in Energie umwandelt. Durch diesen Stoffwechsel ist er beispielsweise in der Lage, Zellen zu erneuern, eine konstante Temperatur aufrechtzuerhalten, die Muskeln arbeiten zu lassen und vieles mehr. Gleichzeitig muß der Körper die Endprodukte oder Schlacken der verschiedenen Stoffwechselprozesse wieder ausscheiden. Der Organismus ist im (Stoffwechsel-)Gleichgewicht, wenn so viele Elemente und so viel Energie in Form von Nahrung aufgenommen werden, wie er Endprodukte ausscheidet und als Energie verbraucht. Dieses Fließgleichgewicht herzustellen und zu erhalten ist gleichbedeutend mit Gesundheit.

Der Körper verfügt über vier große Entgiftungssysteme, um sich kontinuierlich von Stoffwechselschlacken und anderen Toxinen zu reinigen:

- das **Verdauungssystem,** wobei wichtige Entgiftungsorgane die Leber und der Darm sind
- das **Harnsystem** mit dem Entgiftungsorgan Niere
- das **Atmungssystem** mit dem Entgiftungsorgan Lunge
- die **Haut,** die über die Schweißdrüsen entgiftet.

Auch die Schleimhäute, die die meisten Hohlorgane (zum Beispiel Verdauungskanal von Mund bis After oder Atmungsapparat mit Nasenhöhlen, Luftröhre, Lunge) umkleiden und somit die Grenze zwischen Innen- und Außenwelt markieren, sind bei der Reinhaltung und Entgiftung des Körpers von Bedeutung. Sie haben wie die Haut sowohl die Aufgabe, Stoffe aus der Umwelt aufzunehmen als auch Stoffe aus dem Inneren des Körpers abzugeben und Gifte auszuscheiden oder besser gar nicht erst in den Körper eindringen zu lassen.

Auch bei den Ausscheidungs- und Entgiftungsorganen ist das Ganze mehr als die Summe seiner Teile, und so verfügt der Körper über ein großes Selbstheilungs- und Selbstreinigungspotential, das durch eine gesunde Lebensweise und aufbauende Geisteshaltung unterstützt und gelenkt werden kann.

Die Hauptquelle der Toxine, die dem Körper zu schaffen machen, stammt von den Nahrungsmitteln. Zuviel und das Falsche zu essen und zu trinken überfordert den Stoffwechsel des Körpers, der Überschüssiges und Giftiges einlagert. Es kommt zu Störungen und Blockaden im Zwischenzellraum, wo sich der Stoffwechsel vollzieht. Die Verschmutzungen und Vergiftungen verursachen dann die verschiedensten Erkrankungen – angefangen von Gicht, Arteriosklerose bis zu Allergien, Abwehrschwäche und chronischer Müdigkeit.

Stoffwechselerkrankungen zeigen uns auch auf der geistigen Ebene, daß wir aus dem Gleichgewicht geraten sind und – aus welchen Gründen auch immer – in einer Extremposition gefangen oder erstarrt sind. Wir sehen möglicherweise nicht, was wirklich gut für uns ist, da wir kein Gefühl für die Bedürfnisse des Geistes und des Körpers haben. Vielleicht halten wir auch den Körper für etwas von uns Getrenntes, für das wir keine Verantwortung übernehmen wollen.

Die Naturheilärztin Dr. Sigrid Das vergleicht die Verschmutzung der Zwischenzellflüssigkeit, die unser inneres Urmeer darstellt, mit der überall auf der Erde zu beobachtenden Verschmutzung von Seen, Flüssen und Meeren, deren Regenerationskraft nicht mehr ausreicht, um mit den in sie eingeleiteten Giftmengen fertig zu werden. Auch Gewässer in der Natur »kippen um« und geraten aus der biologischen Balance. In gewisser Weise ist die globale Umweltverschmutzung nicht nur ein Spiegel individueller körperlicher Zustände, sondern zeigt auch an, wie zerstörerisch und undankbar wir im großen und im kleinen mit den uns geschenkten Ressourcen umgehen. Wasser steht für das weibliche Prinzip. So läßt sich sagen, daß wir mit der Verschmutzung sowohl der Urmeere unserer Körperzellen als auch der Gewässer dieser Erde in letzter Konsequenz das Weibliche, Empfangende, Intuitive mißachten.

Die inneren Mülldeponien werden nicht nur durch falsche Ernährung, Toxine aus der Umwelt, einen hohen Lärmpegel oder Elektrosmog gebildet, sondern sie entstehen auch durch Streß und »giftige« Gedanken, also durch eine destruktive geistige Haltung.

Giftstoffe – materiell und geistig betrachtet

Ob wir wollen oder nicht – täglich nehmen wir auch bei gesündester Lebensweise Krankheitserreger und kleinste Mengen von Gift durch Luft, Wasser und Nahrung in uns auf, und selbst wenn unser Stoffwechsel reibungslos funktioniert, produziert unser Körper toxische Abfälle, die nicht restlos ausgeschieden werden und in geringfügigen Mengen im Gewebe nachweisbar sind.

Die meisten Schadstoffe dringen über den Mund in unseren Körper ein – in Form von Essen und Trinken. Die Zusatzstoffe in Lebensmitteln, wie künstliche Farbstoffe, Konservierungsmittel oder Geschmacksverstärker, belasten die körpereigenen Entgiftungssysteme. Dazu kommen Schadstoffe in Obst, Gemüse und Getreide, zum Beispiel Rückstände von Insektiziden, Herbiziden, Fungiziden und Düngemitteln, sowie in Fleisch, Wurst, Eiern und Milch(produkten) Rückstände von Arzneimitteln, Impfstoffen und Hormonen. Auch synthetisch hergestellte Medikamente tragen dazu bei, den Körper zu vergiften. Darüber hinaus belasten alle Genuß- und Suchtmittel wie Kaffee, Tee, Nikotin, Alkohol und Drogen den Körper und überschwemmen ihn mit Toxinen.

Mit der Atemluft dringen Krankheitserreger, Abgase, Tabakrauch, Dämpfe von Farben und Lacken oder Putzmitteln und kosmetischen Sprays über die Lunge in den Körper ein. Neben Umweltgiften in der Atemluft kommt der Körper auch über die Haut mit Toxinen in Kontakt, die zum Beispiel in Putzmitteln, Kleidungsstoffen oder Kosmetika enthalten sind.

Ein Umweltgift, dessen Auswirkungen man seit kurzem intensiver erforscht, ist der Elektrosmog, die »Verschmutzung« des Lebensraums durch schädliche elektromagnetische Felder. Ebenso neu sind Forschungen zum »Umweltgift« Lärm.

Doch damit nicht genug. Ebenso belastend wie die aufgezählten Schadstoffe in der Nahrung und Umwelt ist auch psychischer Streß. Nervosität, Aufregung und Hetze bringen genauso wie ein Übermaß an giftigen Substanzen den Stoffwechsel aus der Balance, so daß das Körpergewebe mit Schlacken verstopft wird. Die Energie, die der Körper für Verdauung und Ausscheidung braucht, wird umgelenkt und dazu verwendet, einen chaotischen, nervenzehrenden Lebensstil aufrechtzuerhalten. Meist kommt noch hinzu, daß der Betroffene in Streßsituationen dazu neigt, sich schlecht zu ernähren und von Zigaretten, starkem Kaffee, Alkohol und gleichzeitig sowohl von anregenden als auch von beruhigenden Mitteln zu leben. Je nach Temperament kann es aber auch sein, daß der Betroffene in Streßsituationen einen Heißhunger auf fettes Essen und Schokolade entwickelt oder beginnt, generell zuviel zu sich zu nehmen. Beides belastet den Stoffwechsel und erhöht die Verschlackung des Körpers.

Ebenso giftig sind destruktive Gedanken, die nicht nur das Selbstwertgefühl und die Lebensfreude weiter untergraben, sondern auch die Verdauung lahmlegen und den Stoffwechsel entgleisen lassen. Gemeint sind in diesem Zusammenhang jedoch nicht Gefühle wie Zorn, Wut, Traurigkeit oder Bedauern, die wie Freude und Heiterkeit zu jedem Leben dazugehören und ebenso ausgedrückt werden müssen, damit man sich nach einer gewissen Zeit wieder von ihnen losmachen kann. Vielmehr geht es um eingefahrene Gedankenmuster, die dem Betroffenen keinen Nutzen bringen, an denen er aber kleben bleibt, weil ein geistiger Lern- und Entwicklungsschritt noch nicht vollzogen ist. Zu den destruktiven, Geist und Körper schwächenden und damit »giftigen« Gedanken gehören zum Beispiel: »Ich hasse alle, denen es besser geht als mir«, »Immer werde ich ungerecht behandelt«, »Es hat doch keinen Zweck«, »So viel Glück verdiene ich nicht«.

Zu den geistigen Giften, die wir uns zuführen, zählen auch die Schreckensmeldungen, die über die Medien verbreitet werden. Für einen ausgeglichenen Gemütszustand – und damit einen gut funktionierenden Stoffwechsel – ist es beispielsweise ganz und gar nicht förderlich, sich während des Essens in einen Zeitungsbericht über einen Serienmörder zu vertiefen oder die TV- oder Radionachrichten mit Meldungen über Unglücke, gescheiterte Friedensverhandlungen oder steigende Arbeitslosenzahlen zu verfolgen. Gedruckte Katastrophennachrichten und emotionale Dramen in Bild und Ton schlagen nun einmal auf den Magen, das heißt, sie erzeugen chaotische Energiemuster, die die geistige und körperliche Harmonie stören.

Selbstverständlich leben wir nicht in einer heilen Welt. Wir müssen uns mit Gewalt und Aggression auseinandersetzen und dürfen die Augen vor den Geschehnissen auf der Erde nicht verschließen, die zum Teil sehr erschütternd und grausam sind. Doch kann dies zu einem passenderen Zeitpunkt geschehen als dem Frühstück oder Abendessen. Selbst wenn es dem Betroffenen nicht zum Bewußtsein kommt: Er löffelt auf diese Weise recht viel Unverdauliches in sich hinein und vergiftet sich mit negativen Gedankenformen.

Angesichts der Liste innerer wie äußerer Bedrohungen durch Giftstoffe mag bei Ihnen Mutlosigkeit aufkommen: Kann man als einzelner überhaupt etwas dagegen tun und seinen Körper gesund erhalten?

Man kann – sowohl auf der körperlichen als auch auf der geistigen Ebene. Vor allem kann jeder die Selbstreinigungsimpulse des Organismus stärken und seine Selbstheilungskraft ankurbeln. Das Ölziehen ist dafür eine von jedem leicht durchzuführende Methode, die gerade auch für einen längeren Zeitraum gut in den Tagesablauf integriert werden kann und die Reinigungsanstrengungen des Organismus wirkungsvoll unterstützt.

Nachdem Sie im vorderen Teil des Buches die Grundlagen des Ölziehens kennengelernt haben, erfahren Sie im folgenden Kapitel, wie Sie Ihre Ölzieh-Kur durch geistige Vorstellungen noch wirksamer machen können und bewußt heilsame Gedanken einsetzen.

Die Macht der Vorstellung

Heilsame Vorstellungen während des Ölziehens

Nicht zuletzt die bahnbrechenden begleitenden Krebstherapien der von dem Onkologen Dr. Carl Simonton begründeten Psycho-Neuro-Immunologie haben deutlich gemacht, daß das Immunsystem und die Selbstheilungskraft des Menschen in besonderem Maße von der geistigen Verfassung abhängig sind und mit Hilfe von Imagination und Visualisierung gestärkt werden können. Innere Bilder als Medizin, als Wegweiser für Heilung und körperliche Widerstandskraft, zählten überall auf der Welt zum Repertoire von Schamanen, Medizinmännern und weisen Frauen und werden im Rahmen von magischen Heilzeremonien auch heute noch praktiziert. In neuester Zeit kamen diese uralten Formen der Krankenbehandlung bei uns zu neuen Ehren und finden hoffentlich bald ihren festen Platz in der modernen Heilkunde. Die Tatsache, daß der Geist die Materie regiert und daß die (Manifestations-)Energie dem Gedanken folgt, bildet die Grundlage jeglichen Heilens mit Hilfe von Gedankenkraft und geistiger Vorstellung.

Das Ölziehen lenkt die Aufmerksamkeit in erster Linie auf die Körperzone Mund/Rachen. Zumindest einmal am Tag sind Sie bei einer Ölzieh-Kur nicht nur physisch mit dieser Körperzone beschäftigt, sondern berühren – mehr oder weniger bewußt – auch die mit ihr verbundenen geistigen und emotionalen Themen. Das Ölziehen nicht nur mechanisch nach Stundenplan abzuhaken, sondern den Prozeß des Entgiftens und Reinigens auch mental zu begleiten und bewußt zu verstärken – dem liegt große Heilkraft inne. Ihre Ölzieh-Kur können Sie durch gedankliche Begleitung wesentlich effizienter gestalten. Außerdem macht es immer viel mehr Spaß, eine Sache mit Witz und Verstand zu tun, als ein Pflichtprogramm abzuspulen und gar noch Schuldgefühle zu bekommen, wenn es einmal ausgelassen wird.

Der Einsatz innerer Bilder, das Visualisieren, ist etwas, was wir bis zu einem gewissen Grad sowieso täglich tun, wenn wir uns etwas vorstellen oder Pläne schmieden. Kinder können dabei sehr starke Phantasien entwickeln oder tagträumen, während sich Erwachsene meist nicht mehr bewußt sind, daß sie innere Bilder nach außen projizieren und so ihre Welt erschaffen. Innere Bilder zu kreieren kann auch als Teil unseres Spieltriebs, den die Phantasie beflügelt, verstanden werden.

Wenn es Ihnen möglicherweise schwerfällt, sich beim Ölziehen etwas bildlich vorzustellen, können Sie auch in Gedanken einen Vorsatz sprechen oder das Ölziehen mit bestimmten Abläufen als bewußtes Morgenritual zelebrieren. Wichtig ist, daß das, was Sie tun, Sie mit Sinn und Befriedigung erfüllt.

Dieser Aspekt der Lebensfreude gilt auch für den Umgang mit Ernährungsvorschriften und anderen Regeln gesunden Lebens. Jede Nahrung ist heilig. Eine Tafel

Schokolade, die mit Genuß verspeist wird, kann Ihrer Gesundheit möglicherweise mehr dienen als der Rohkostteller, der in einer gespannten familiären Atmosphäre auf den Tisch kommt. Freudlosigkeit und Dogmatismus gerade in bezug auf die »richtige« Lebensweise erscheint mir als ein großer Stolperstein auf dem Weg zu innerer und äußerer Harmonie.

Heilsame geistige Vorstellungen gehen Hand in Hand mit konkreten Behandlungsmethoden. Beide ergänzen sich – warum also nicht beide Möglichkeiten nutzen, um etwas Gutes für seine Gesundheit zu tun?

Schlucken und Ausspucken

Das Aufnehmen und Herunterschlucken ist neben dem Herauslassen und Ausdrücken das wohl wichtigste Thema von Mund und Rachen.

Sie praktizieren das Ölziehen möglicherweise aus dem Grund, daß Sie mit Nahrung und Atemluft Schädliches in sich aufgenommen haben und Ihrem Körper nun helfen wollen, sich davon zu reinigen. Sie verstärken die entschlackende Wirkung des Ölziehens, wenn Sie sich beim Spülen mit dem Öl oder dem Aloe-Gel in Gedanken darauf konzentrieren, wie nun vom Mund aus Signale in den ganzen Körper ausgesendet werden, daß jetzt eine günstige Gelegenheit besteht, Müll loszuwerden, und dieser im Öl gesammelt werden kann. Je nach Lust und Laune können Sie sich vorstellen, wie überall im Organismus kleine Mülltonnen herausgestellt und abgeholt werden. Je plastischer und phantasievoller es Ihnen gelingt, sich diese Entsorgung bildhaft vorzustellen, desto besser. Vielleicht genieren Sie sich, weil Ihnen so etwas kindisch vorkommt, aber die größte magische Heilkraft entfaltet sich in einem eindringlichen bildhaften, »unlogischen« Denken, zu dem meist nur noch Kinder einen leichten Zugang haben. Sicher fallen Ihnen noch andere Dinge ein als eine zelluläre Müllmannschaft. Es reicht jedoch auch, sich generell den Impuls »Jetzt entgiften« ins Bewußtsein zu rufen und auch an das Organ oder den Körperteil intensiv zu denken, der Ihnen Beschwerden bereitet und nun durch das Ölziehen entlastet werden soll (siehe auch die Hinweise auf Seite 110). Sie können sich auch eine in ölgelbe Uniformen gekleidete Reinigungstruppe vorstellen, die sich einzelne Körperzellen vornimmt, um sie blank zu putzen.

Eine andere Möglichkeit ist, die Reinigung der Mundflora mit entsprechenden Gedanken und Bildern zu unterstützen. Stellen Sie sich vor, wie das Öl in jede Falte der Mundhöhle dringt und alle Krankheitskeime aufsaugt. In Gedanken sehen Sie möglicherweise eine Bürste, die Mandeln, Zunge und Zähne schrubbt.

Wenn Ihnen besonders das Zahnfleisch Probleme bereitet, kann es hilfreich sein, sich während des Ölziehens vorzustellen, wie die Substanz, mit der Sie spülen, eine schützende Hülle um das Zahnfleisch bildet und alles Störende entfernt.

Sie können den physischen Entgiftungsprozeß auf vielfältigste Weise durch innere Bilder verstärken. Wählen Sie die Bilder oder gedanklichen Vorsätze, die Ihnen am meisten Eindruck machen, und experimentieren Sie dabei mit verschiedenen phantasievollen Szenarien. Darüber hinaus ist es aber auch möglich, sich auf diese Weise von emotionalem Müll zu befreien.

Es könnte beispielsweise sein, daß Sie in letzter Zeit eine Menge schlucken mußten: die Lügen Ihres Lebenspartners, die Kränkung durch Ihre beste Freundin oder den Mißerfolg am Arbeitsplatz. Sie grübeln fortwährend über diese Dinge, und gleichzeitig schnürt sich Ihnen der Hals zu – genug ist eben genug. In diesem Fall kann es unter anderem hilfreich sein, sich beim Ölziehen vorzustellen, wie belastende Gedanken und Erlebnisse im Öl gebunden werden und Sie beim Ausspucken das Unverträgliche wieder von sich geben – es eben nicht schlukken.

Wir alle haben wohl schon einmal zu hören bekommen, daß wichtiger ist, was zum Mund herauskommt, als was hineingelangt – frei nach dem Bibelwort: »Nicht das, was durch den Mund in den Menschen hineinkommt, macht ihn unrein, sondern was aus dem Mund des Menschen herauskommt, das macht ihn unrein« (Mt 15,11). So kann es empfehlenswert sein, das Ölziehen ganz bewußt mit der Vorstellung zu verbinden, die verbale Kommunikation beispielsweise von Gift und Galle zu reinigen und von nun an achtsamer mit Worten umzugehen. Vielleicht haben wir viel von dem Gift, das unserer Galle zu schaffen macht, durch bittere Bemerkungen verspritzt, die uns letztlich aber keine Erleichterung verschaffen konnten. Oder wir haben das Gefühl, immer das Falsche zu sagen. Oder wir können es einfach nicht lassen, uns selbst und andere zu kritisieren. Sie könnten das Ölziehen demnach sehr wohl auch als eine kleine klärende und beruhigende Meditation über den rechten Umgang mit Sprache praktizieren.

Das Ölziehen können Sie auch mit guten Vorsätzen verbinden. Beispielsweise können Sie sich dabei vorstellen, daß Sie Mund und Kehle ölen, um bei passender Situation endlich einmal ganz klar nein zu sagen. Oder Sie ölen Ihren Mund, um die richtigen, von Herzen kommenden Worte zu finden, wenn Sie das nächste Mal

---

Die Vorstellungskraft nutzen

Es gibt zwei miteinander kombinierbare Möglichkeiten, den Vorgang des Ölziehens durch gedankliche Vorsätze und innere Bilder zu unterstützen:

- Die bildhafte Vorstellung *körperlicher Prozesse der Heilung und Regeneration,* die während des Ölziehens ablaufen oder von ihm angeregt werden. Dabei spielt es keine Rolle, daß Sie sich das Geschehen anatomisch genau vorstellen. Viel wirksamer sind eindrucksvolle, einprägsame Bilder, die an Comics oder Fantasy-Filme erinnern können (Beispiel: Heinzelmännchen, die zwischen den Leberzellen Hausputz machen).

- Die bildhafte Vorstellung *emotionaler Klärung und Läuterung,* wobei die symbolische Bedeutung der betreffenden Körperzonen aufgegriffen wird (Beispiel: geschluckten Ärger ausspucken, Wut loswerden, endlich die Zähne zeigen).

Neben möglichst lebhaften, farbigen inneren Bildern können auch bestimmte Vorsätze das Ölziehen begleiten und dessen Wirkung intensivieren (Beispiel: »Jetzt entgiften«, »Abwehr anregen«, »Alle Krankheitskeime verschwinden jetzt«, »Ich befreie mich jetzt von . . .«).

---

mit Ihrem Sohn oder einer anderen Person sprechen, mit der es Kommunikationsprobleme gibt. Eine andere Vorstellung ist, sich bereit zu machen, um zum richtigen Zeitpunkt ein Machtwort zu sprechen und Grenzen zu ziehen.

Doch auch eine Meditation oder gedankliche Übung zum Jasagen kann mit dem Ölziehen verbunden werden. Stellen Sie sich vor, wie sich alle Zellen reinigen und dafür öffnen, sehr viel heilendes Licht aufzunehmen. Machen Sie beim Ölziehen vor Ihrem inneren Auge eine Art Hausputz, damit Freude und Zuversicht Platz finden und Gesundheit einziehen kann.

Eine zusätzliche Möglichkeit ist das Visualisieren von heilsamen Farben während des Ölziehens. Es könnte sein, daß Sie ganz stark fühlen, daß Sie eine bestimmte Farbe brauchen und am liebsten darin eingehüllt wären. Geben Sie sich dieser imaginierten Farbdusche hin, während Sie mit dem Öl spülen. Blau ist beispielsweise eine Farbe, die vor allem bei Problemen mit Hals und Kehlkopf lindernd wirkt. Wenn Sie eine akute Entzündung »bearbeiten«, sollten Sie allerdings Rottöne meiden; diese würden das Feuer der Entzündung nur noch mehr entfachen.

Weiß, das alle Farben in sich trägt, ist am geeignetsten, um zum Entgiften des physischen Körpers und zum Klären der feinstofflichen Aura beizutragen. Sie können weißes Licht imaginieren, das Sie einhüllt, oder verstärkend sogar weiße Kleidung tragen.

Ölziehen als Ritual

Das Ölziehen am Morgen ist eine wunderbare Gelegenheit, den Tag mit einem Ritual zu beginnen, das sowohl ganz handfest Ihrer Gesundheit dient, indem es den Körper von Schlacken entlastet und den Stoffwechsel anregt, als auch eine gute Stimmung erzeugt, weil sich unmittelbar nach dem Ölziehen ein Gefühl der Frische und Leichtigkeit einstellt. Die meisten Menschen, die ich zu ihren Erfahrungen mit dem Ölziehen befragte, betonten, wie gereinigt und frei sie sich stets nach dem Ölziehen fühlen. Für manche ist es zu einem Ritual geworden, das ihnen zu einem positiven Start in den Tag verhilft.

Sich persönliche Rituale zu erschaffen ist eine gute Methode, um Struktur und Harmonie in den Tag zu bringen. Vor allem Kinder lieben wiederkehrende Rituale, da sie ihnen Sicherheit geben. Es mögen so einfache Dinge sein wie der Abschiedskuß am Morgen oder die gemeinsame Mahlzeit am Tag.

Was das Ölziehen betrifft, so wurde Ihnen vielleicht schon klar, daß es um so intensiver funktionieren wird, je weniger mechanisch Sie es praktizieren. Ob Sie nur einmal kurz daran denken, daß Sie jetzt etwas Gutes für sich tun, wenn Sie mit dem Ölziehen beginnen, oder sich während der ganzen Prozedur auf heilsame innere Vorstellungen und Bilder konzentrieren ist Ihren persönlichen Bedürfnissen und Ihrer Tagesform überlassen. Genauso ist es denkbar, daß das Ölziehen zum Bestandteil eines umfangreicheren morgendlichen – oder abendlichen – Rituals wird.

Nehmen wir als Beispiel das Aufstehen am Morgen. Heilsam wäre es, wenn Sie in der Frühe genug Zeit finden könnten, um den Tag in Ruhe zu beginnen. Gerade die Zeit kurz nach dem Aufwachen ist ein guter Moment, um Inspirationen von Ihrem Höheren Selbst oder Ihrer geistigen Führung zu empfangen. Vielleicht führen Sie ja auch ein Traumtagebuch, in das Sie jetzt Ihre Notizen eintragen.

Der Morgen ist auch ein guter Zeitpunkt, um zu danken – für die Sonne am Himmel, für Ihre Gesundheit, für den gefüllten Kühlschrank, für Ihren Schutzengel.

Das morgendliche Duschen und Ölziehen können dann als Reinigungszeremonien dienen. Sie machen sich damit bereit und stark, um den Tag zu beginnen. Beim Ölziehen werden Sie all das los, was sich über Nacht an Ballast angesammelt hat, und Sie verknüpfen das Spülen mit bestimmten unterstützenden gedanklichen Vorstellungen.

Beim Anziehen wählen Sie bewußt Kleidung in den Farben aus, die Sie schützend umhüllen oder die Ihre Stimmung am besten ausdrücken.

Das alles sind Beispiele für ganz einfache rituelle Schritte am Morgen, für ein bewußtes Eintreten in den Tag. Natürlich gibt es noch ganz andere Gestaltungsmöglichkeiten für morgendliche Rituale wie etwa Meditation, Atemübungen, Gymnastik, Yoga, Singen oder ein Toning, das Lesen eines Abschnitts aus einem spirituellen oder religiösen Werk, das Ziehen einer Tarotkarte und anderes. Sie werden die Form finden, die Ihnen zusagt und die auch zu Ihrem Familien- und Arbeitsleben paßt. Entscheidend ist, sich von Druck und Streß zu befreien und immer wieder genügend Muße zu finden, um in Balance zu kommen und sich mit dem inneren Heiler/der inneren Heilerin zu verbinden.

Andere einfache Methoden
zur Reinigung
und Tonisierung

Was das Ölziehen auszeichnet, ist seine unkomplizierte Handhabung. Jeder kann es zu Hause praktizieren und braucht dazu im einfachsten Fall nicht mehr als eine Flasche Sonnenblumenöl aus dem Supermarkt. Dennoch kann man mit dem Ölziehen viel für seine Gesundheit bewirken. Die Reinhaltung der Flüssigkeit des interzellulären Raumes ist eine der wichtigsten Aufgaben des Körpers, denn nur so können Stoffwechselprozesse reibungslos ablaufen und deren Nebenprodukte abgebaut und ausgeschieden werden. Ein Übermaß an Schlacken verstopft die Filter der Ausscheidungsorgane; Giftstoffe stauen sich daraufhin im Gewebe und lagern sich in den Gelenken ab.

Um die Kraft des Organismus zu stärken, sich sowohl von Stoffwechselschlacken als auch von außen in den Körper eingedrungenen Toxinen zu reinigen, stehen verschiedene Kuren, Anwendungen und Diäten zur Wahl, zum Beispiel verschiedene Formen des Heilfastens oder der Darmsanierung. An dieser Stelle sollen ergänzende Hinweise auf Methoden zur Reinigung des Körpers und Mobilisierung des Stoffwechsels gegeben werden, die ähnlich wie das Ölziehen zu Hause durchgeführt werden können, keiner besonderen Vorbereitung bedürfen und die sich vor allem zur vorbeugenden Gesundheitspflege eignen.

Zunge schaben

Wie schon mehrfach erwähnt, ist die Zunge in der traditionellen östlichen Medizin ein wichtiger Indikator für den Gesundheitszustand eines Menschen. An Form und Farbe der Zunge kann zum Beispiel ein in der Traditionellen Chinesischen Medizin ausgebildeter Arzt eine exakte Diagnose stellen.

Sicher haben auch Sie beobachtet, daß sich je nach körperlicher Verfassung der Zungenbelag verändert. Vor allem über Nacht sammeln sich auf der Zunge Körperausscheidungen. Um sich diese Abfälle des Stoffwechsels nicht bei nächster Gelegenheit wieder einzuverleiben, ist es sinnvoll, morgens den Zungenbelag zu entfernen. Sie können dies am besten vor dem Ölziehen mit Hilfe beispielsweise einer Zahnbürste tun. Schaben Sie den Belag vorsichtig von hinten nach vorn ab.

Gerade in Zeiten, in denen Sie auf das Ölziehen verzichten, kann das Zungeschaben ein wichtiger Bestandteil Ihrer Morgentoilette sein, um den Körper von Giftstoffen zu befreien und widerstandsfähiger zu machen.

Nase reinigen

Bei den meisten Menschen sind die mit den Nasenhöhlen verbunden Nasennebenhöhlcn (Kieferhöhlen, Stirnhöhlen, Siebbeinhöhlen) aufgrund falscher Ernährung, zuwenig Flüssigkeitszufuhr oder falscher Behandlung von Infektionen mehr oder weniger stark verschleimt. Mit Hilfe des Ölziehens gelingt es oftmals, die verstopften Nasennebenhöhlen zu öffnen und den Schleim abfließen zu lassen. Da diese Kopfhöhlen die Aufgabe haben, das Gewicht des Schädels zu mindern, stellt sich sofort ein leichtes, freies Gefühl ein, wenn die Ölzieh-Kur wirksam wird.

In den beiden Nasenhöhlen wird die eingeatmete Luft durch kleine Härchen und die Schleimhaut, mit der sie – wie auch die Nasennebenhöhlen – ausgekleidet ist, von Staubteilchen und Bakterien gereinigt, erwärmt und befeuchtet. Um die Nasenschleimhaut bei dieser wichtigen Aufgabe zu unterstützen, können Sie jeweils eine Nasenhöhle mit Salzwasser spülen. Dazu lösen Sie in einem Glas kaltem Wasser knapp einen Teelöffel Meersalz auf. Geben Sie etwas von dem Salzwasser in die hohle Hand, und ziehen Sie es vorsichtig in einem Nasenloch hoch. Halten Sie dabei das andere Nasenloch zu. Schneuzen Sie das Wasser samt darin gelöstem Schleim wieder aus. Sie können das Wasser auch im Rachen herunterlaufen lassen und es dann ausspucken. Gehen Sie behutsam vor.

Eine weitere praktische Möglichkeit ist die LOTA-Nasendusche (in der Apotheke erhältlich), ein speziell geformter Glasbehälter, mit dem sich Nasenspülungen noch viel einfacher und sehr effizient durchführen lassen.

Neben dem Ölziehen hat sich diese Methode der Nasenreinigung vor allem bewährt, um die Luftwege gegenüber Erkältungskrankheiten widerstandsfähig zu machen.

Heißes Wasser trinken

Kaum eine andere Methode ist so einfach und doch so wirkungsvoll, um den Stoffwechsel anzukurbeln, den Körper zu reinigen und einen heilsamen Impuls auf den gesamten Organismus auszuüben, wie das schluckweise Trinken von heißem Wasser.

Alles, was Sie brauchen, ist Leitungswasser von guter Qualität oder ein stilles mineralstoffarmes Wasser. Kochen Sie morgens etwa einen Topf voll Wasser mindestens zehn Minuten lang und füllen das Wasser dann in eine Thermoskanne. Trinken Sie tagsüber davon jede halbe oder volle Stunde ein paar Schlucke.

Sie können erleben, daß durch diese einfache Trinkkur – vor allem auch in Verbindung mit dem Ölziehen – verschiedenste Gesundheitsstörungen kuriert werden.

Ganzkörpermassagen

Die Haut ist eines der wichtigsten Entgiftungsorgane des Menschen und ein Spiegel der seelischen und körperlichen Befindlichkeit. Als Körperhülle dient sie gleichzeitig der Abgrenzung und der Kontaktaufnahme. Um die Haut bei ihrer Aufgabe der Entgiftung des Körpers und Abwehr von Krankheitserregern zu unterstützen, bieten sich verschiedene Massagemethoden an.

- In der Traditionellen Chinesischen Medizin wird beispielsweise die *Klopfmassage* verwendet. Dazu klopfen Sie mit der flachen Hand den ganzen Körper leicht von oben bis unten ab. Gehen Sie jedoch in der Nierengegend sehr behutsam vor. Sie können diese stimulierende Massage auch bekleidet durchführen.

- Eine ähnlich tonisierende Wirkung hat die *Bürstenmassage*. Bürsten Sie, bevor Sie sich morgens duschen, Ihren ganzen Körper ab. Durch diese Massage wird über die feinen Nervenendigungen der Hautstoffwechsel angeregt. Sie können mit dem rechten Fuß und Bein beginnen, sich dann den linken Fuß und das linke Bein vornehmen, mit dem rechten Arm fortfahren usw. Wichtig ist, stets in Herzrichtung zu bürsten.

- Im Ayurveda wird das Einreiben des Körpers mit Sesamöl empfohlen, unter anderem, um die Abwehrkraft der Haut zu stärken und ein gesundes Hautmilieu herzustellen. Zu diesem Zweck benutzen Sie am besten ein fertiges, mit ayurvedischen Kräutern versetztes Sesamöl, oder Sie erhitzen kaltgepreßtes Sesamöl aus dem Reformhaus (siehe Seite 29). Massieren Sie das Öl sparsam zuerst an Ohren und Gesicht ein, und wandern Sie dann den Körper hinunter. Massieren Sie die Schulter-, Ellbogen- und Handgelenke und den Oberkörper mit kreisenden Bewegungen und die Ober- und Unterarme mit auf- und abstreichenden Bewegungen. Verfahren Sie ebenso bei den Beinen. Vergessen Sie ganz zum Schluß nicht, auch die Füße zu bearbeiten. Das Öl lassen Sie dann einige Minuten in die Haut einziehen und stellen sich erst danach unter die Dusche oder nehmen ein Bad und waschen sich wie gewohnt mit Seife. Ein feiner Schutzfilm aus Öl bleibt auf Ihrer Haut erhalten. Dr. Ernst Schrott, der in seinem Buch *Ayurveda für jeden Tag* diese Ölmassage und ihre Heilwirkungen ausführlich beschreibt, weist darauf hin, daß Frauen während der ersten drei Tage der Periode auf eine Ganzkörpermassage mit Sesamöl verzichten sollten.

Eine Ganzkörpermassage der feinstofflichen Art können Sie mit Hilfe der Pomander und Quintessenzen von Aura-Soma vornehmen. Beide Substanzen sind eine duftende Mischung aus Kristall-, Pflanzen- und Farbessenzen, die in einem besonderen Verfahren energetisiert wurden. Sie eignen sich zum Glätten und Reinigen der Aura, die den physischen Körper eines jeden Lebewesens umhüllt. Vor allem nach einer Reinigungsprozedur wie dem Ölziehen, aber auch während Fastenkuren und nach intensiven (psycho-)therapeutischen Sitzungen ist es besonders unterstützend, sich eine klärende und Schutz gebende Aura-Massage zu gönnen.

Da Weiß die geeignetste Schwingung für Reinigung ist, sollten Sie für eine feinstoffliche Ganzkörpermassage zum weißen Pomander von Aura-Soma greifen. Geeignet ist auch die bergkristallklare Quintessenz Serapis Bey.

Für die Massage geben Sie einige Tropfen der jeweiligen Essenz in Ihre Handfläche, verreiben sie kurz und lassen dann deren Duft und energetische Botschaften mit Hilfe von fächelnden Handbewegungen in die Aura einströmen. Sie können auch mit glättenden Bewegungen in etwa dreißig bis fünfzig Zentimeter Abstand über Ihren Körper streichen.

Fasten

Das Fasten ist eine der wirkungsvollsten Methoden, dem Körper Gelegenheit zu geben, Stoffwechselschlacken abzubauen und seine Selbstheilungskraft zu entfalten. Während einer Fastenkur produziert der Körper aufgrund der reduzierten Verdauungstätigkeit weniger Schlacken, als er ausscheiden kann. Er hat nun die Gelegenheit, auf tiefer sitzende Giftstoffe und Einlagerungen zuzugreifen und sie über die Ausscheidungsorgane nach draußen zu befördern. Dabei geht er mit der ihm innenliegenden Intelligenz vor. Zuerst beseitigt er Schlackenstoffe, dann macht er sich an die Reinigung krankhaften Gewebes und schließlich an die Reduzierung von Fett. Mit einer Ölzieh-Kur unterstützen Sie diese tiefgreifenden Abbau- und Umbauprozesse und helfen auch, die über Nacht im Mundraum angesammelten »Abfälle« auszuscheiden.

Von der Mayr-Kur über die Molke-Kur bis zur Reisdiät gibt es eine breite Palette von Diätformen und Entgiftungskuren. Bei fast allen diesen stark reinigenden Kuren ist es angezeigt, sie unter ärztlicher Aufsicht durchzuführen. Dies gilt vor allem, wenn Sie an Stoffwechselkrankheiten wie Gicht oder Diabetes leiden. Im allgemeinen können Sie jedoch mit einer einfachen Fastenkur auch zu Hause etwas zur Stärkung der Abwehrkraft des Organismus tun. Bei kleineren Gesundheitsstörungen wie etwa einer Magenverstimmung oder bei Erkältungskrankheiten mit Fieber ist das Fasten eine ganz natürliche Therapie, für die sich der Körper von selbst entscheidet. Wer kränkelt, hat meist keinen Appetit, damit alle Energie in die Abwehr von Bakterien und in die Reinigung von Abbauprodukten des Stoffwechsels fließen kann, statt aufwendige Verdauungsarbeit leisten zu müssen. Vor allem bei Kindern ist dieser Impuls noch klar erhalten.

Der Arzt und Psychotherapeut Dr. Ruediger Dahlke, der aufgrund seiner regelmäßigen Fastenseminare über eine jahrelange Erfahrung vor allem auch mit der psychologischen Seite des Fastens verfügt, meint, daß das Fasten viel zu schade ist, um lediglich als Therapie für körperliche Symptome zu gelten. Grundlage einer Fastenkur ist auch immer das Bewußtsein, denn es geht ja nicht um ein Hungern, sondern um eine Kur, die den Körper dazu anregt, seine Schlacken abzubauen – und dazu gehören stets auch seelische Schattenthemen, verdrängte Emotionen, die nun ebenfalls angerührt werden, verstärkt ins Bewußtsein drängen und erlöst werden wollen. Eine empfehlenswerte praktische Anleitung für das ungefährliche Fasten zu Hause, die auch auf die »innere Alchimie« der

Wandlung und Läuterung von Körper und Geist eingeht, ist das Buch *Bewußt Fasten* von Ruediger Dahlke.

Einfache Entschlackungskuren zu Hause können zudem darin bestehen, für eine gewisse Zeit auf den Genuß von Fleisch zu verzichten. Wenn Sie bereits vegetarisch leben, können Sie für zwei oder drei Wochen alle Molkereiprodukte und Eierspeisen vom Speisezettel streichen. Sinnvoll kann es sein, einmal pro Woche einen Rohkosttag einzulegen und nur frische Salate, rohes Gemüse und reifes Obst zu sich zu nehmen oder einen Tag lang nur Kräutertee und Wasser zu trinken.

Für den Beginn jeder Fastenkur gibt es günstige Zeitpunkte, die die Wirkung des Entschlackens noch verstärken. Der Frühling ist eine klassische Fastenzeit, um den Körper nach dem langen Winter zu reinigen und für Licht und Wärme bereit zu machen. Licht, Wärme und die Farben des Frühlings unterstützen wiederum körperlich und psychisch den Prozeß des Entschlackens. Die sechswöchige Fastenzeit zwischen Aschermittwoch und Ostern entspricht damit sowohl den Impulsen des Organismus als auch religiösen Vorgaben und spirituellen Bedürfnissen. Aber auch die anderen Jahreszeiten eignen sich prinzipiell für Fastenkuren. Der Arzt Dr. Ulf Böhmig weist in diesem Zusammenhang auf die in Vergessenheit geratene Sitte des Marienfastens vom 1. bis 15. August hin. Generell sollte eine Fastenkur im Einklang mit natürlichen Rhythmen durchgeführt werden, um den Körper bei seiner Entgiftungsarbeit optimal zu unterstützen. Anregungen dazu finden Sie in dem Kapitel »Im Einklang mit den Rhythmen des Mondes und den Elementen« ab Seite 106.

Was den Körper neben der Ölzieh-Kur beim Entgiften und Gesundwerden außerdem unterstützt

Ob Sie an akuten oder chronischen Gesundheitsstörungen leiden, ob Sie allgemein die Widerstandskraft Ihres Organismus stärken möchten oder ein geistiges Loslassen und Klären mit körperlichen Übungen unterstützen wollen – die Ölzieh-Kur wird Ihnen in jedem Fall helfen, Ballast abzuwerfen und ins Gleichgewicht zu kommen. Neben den im letzten Kapitel vorgestellten einfachen Methoden zur Reinigung und Tonisierung können Sie vor allem durch eine ausgeglichene Lebensweise erreichen, daß sich Ihr Körper leichter von Schlacken und Giftstoffen befreit. Im folgenden finden Sie dazu verschiedene Anregungen.

Das richtige Essen

In der heutigen Zeit neigen viele Menschen dazu, mit Messer und Gabel schleichend Selbstmord zu begehen. Sie essen zu viel und zu fett, zu süß, zu eiweißhaltig, zu einseitig – kurz, sie essen das Falsche. Wie schon erwähnt, wird der Körper am stärksten durch Giftstoffe belastet, die über den Mund einverleibt werden und sich hauptsächlich in der täglichen Nahrung befinden. Umgekehrt ist es möglich, durch gezieltes Eßverhalten verschiedene Gesundheitsstörungen zu beheben. Wir sollten uns bewußtmachen, daß alles, was wir zu uns nehmen, nicht nur vordergründig aus Kohlenhydraten, Fetten und Proteinen – den klassischen Nährstoffen – besteht, sondern auch Licht und feinstoffliche Informationen in sich trägt, von denen die Körperzellen beeinflußt werden. Die moderne Biophotonenforschung ist in der Lage, exakt nachzuweisen, was jeder Gesundheitsbewußte zumindest ahnt und bei seiner Ernährung voraussetzt: Je frischer und naturbelassener das Lebensmittel, desto höher ist sein Gehalt an Licht, was gleichzusetzen ist mit einer hohen Nahrungsqualität. Jene Nahrungsmittel sind am hochwertigsten, die über die größte Kapazität bei der Lichtspeicherung verfügen und dann möglichst unverfälscht auf den Tisch kommen. Das über die Nahrung wie auch über die Haut und die Augen aufgenommene Sonnenlicht trägt dazu bei, dem Organismus die notwendige Energie zur Verfügung zu stellen, um unter anderem den Zustand bestmöglicher Ordnung aufrechtzuhalten. Letztendlich ist Gesundheit nichts anderes als Harmonie.

Ein hoher Anteil an frischem Obst und Gemüse bei der täglichen Kost garantiert, daß Sie viel Licht auch mit der Nahrung aufnehmen, daß Ihr Stoffwechsel in Schwung bleibt und Ihre Abwehrkräfte gestärkt werden. Fleisch und Wurst sollten nur in Maßen konsumiert werden und unter Beachtung, daß sie von Tieren aus ökologisch betriebenen Höfen stammen. Von Nahrungsmitteln, die beispielsweise in Legebatterien, Fleischfabriken und chemischen Bäckereien erzeugt werden, hat jeder Gesundheitsbewußte sicher schon längst die Finger gelassen.

Nicht zuletzt durch die BSE-Seuche bei Rindern, durch ein verstärktes Auftreten von Allergien und Autoimmunkrankheiten wurden die Menschen für die Frage nach bekömmlicher, gesunder Nahrung sensibilisiert. Wichtig ist jedoch auch, ein Gespür für das individuell Bekömmliche zu entwickeln und zu lernen, auf die Botschaften des Körpers zu achten. Das Ölziehen, das jede Form von Diät unterstützend begleiten kann, wird in diesem Zusammenhang helfen, wieder von allein auf den richtigen Geschmack zu kommen. Wie bereits erwähnt, werden durch das Ölziehen vor allem auch die Geschmackspapillen auf der Zunge gesäubert. Das ist eine der wichtigsten Voraussetzungen, um die wirklich feinen Speisen wieder schätzen zu lernen.

Sicher werden Sie selbst bei besten Vorsätzen nicht die perfekte, nach neuester wissenschaftlicher Erkenntnis optimale Ernährungsform durchhalten können – und trotzdem können Sie gesund bleiben und sich wohl fühlen. Denn entscheidend für eine gute Ernährung sind immer auch der Genuß und die Wertschätzung, mit denen Sie eine Speise in sich aufnehmen.

Bewegung/Sport

Mit dem Ölziehen haben Sie sich dafür entschieden, Ihrem Körper etwas Gutes zu tun, ihn zu heilen und zu pflegen. Die durch das Ölziehen eingeleitete oder unterstützte Entgiftung des Organismus können Sie durch körperliche Bewegung intensivieren.

Die meisten Menschen verbringen einen Großteil des Tages sitzend und ohne größere Beanspruchung der Muskelkraft. Bewegung findet – wenn überhaupt – nur im Kopf statt, in Form von mentalen Anstrengungen oder emotionalen Zerreißproben. Dabei werden unsere Nerven durch Arbeitsbelastung und verschiedene Arten von Streß so sehr angespannt, daß wir manchmal am liebsten schreien, toben, zuschlagen, herumrasen und aus der Haut fahren würden. Durch unausgewogene Ernährung, Sorgen und Überforderung sind wir zudem meist »sauer«.

Ein wichtiger Aspekt einer ausgewogenen Lebensweise, die das Fließgleichgewicht des Stoffwechsels bewahrt, besteht darin, für genügend körperliche Bewegung zu sorgen. Bewegung stimuliert generell die Stoffwechselvorgänge.

Ausscheidungsorgan Lunge

Körperliche Anstrengungen lassen Sie tiefer Atem schöpfen, so daß der Organismus mit viel Sauerstoff versorgt wird. Durch das heftige Atmen werden außerdem die Bronchien angeregt, Schleim abzusondern, der dann durch Husten und Räuspern aus dem Körper leicht hinausbefördert werden kann.

Ausscheidungsorgan Haut
Sportliche Betätigung treibt den Schweiß auf die Stirn. Schweiß ist ein wichtiges Transportmittel zur Ausscheidung von Schlacken und Toxinen. Gleiches geschieht übrigens bei Schweißausbrüchen während Fieberanfällen. Je belasteter der Schweiß mit Schlacken ist, desto schärfer riecht er.

Ausscheidungsorgan Nieren
Spiel und Sport macht Durst. Wenn Sie ihn vorzugsweise mit Wasser löschen, unterstützen Sie nachhaltig die Entgiftungsfunktion der Nieren. Toxine werden vermehrt ausgeschwemmt. Der Urin ist um so dunkler gefärbt und stärker riechend, je mehr Giftstoffe er heraustransportiert. Bei Menschen, die viel trinken, kann der Urin allerdings hell gefärbt sein und trotzdem gut entgiften.

Ausscheidungsorgan Darm
Neben einer ballaststoffreichen Ernährung hilft Bewegung, einen trägen Darm anzuregen. Bei sportlicher Betätigung wirken die quergestreiften Muskeln des Bauches, die Sie trainieren können, auf die glatte Muskulatur des Darmes ein. Diese Massage fördert die Darmperistaltik und damit das reibungslose Ausscheiden von Giftstoffen durch den Kot.

Sich nach Lust und Laune in der freien Natur zu bewegen streichelt auch die Seele. Ihre Stimmung hellt sich auf, wenn Sie beispielsweise nach rhythmischer Musik tanzen, wenn Sie zügigen Schrittes spazieren gehen, auf einem Trampolin auf- und abhüpfen oder einen Lauf durch den Park machen. Für Gesundheit und Wohlbefinden erreichen Sie mit harmonischen, lustvollen Bewegungsübungen in der Regel mehr als mit verbissenem Krafttraining.

Innere Reinigung
und eine neue Sicht der Dinge

Kaum jemand, der sich heute intensiv mit Körper- und Gesundheitspflege einschließlich der verschiedenen Ernährungslehren beschäftigt, wird die enge Verflechtung und Wechselbeziehung zwischen Körper, Geist und Seele leugnen. Das, was Sie dem Körper an Zuwendung zukommen lassen, wirkt sich auch positiv auf Ihr emotionales Wohlbefinden aus. Wenn Sie ihn mit Reiz- und Giftstoffen überlasten und seine vitalen Bedürfnisse mißachten, wird sich das früher oder später auch auf Ihr Gemüt niederschlagen.

Der Körper ist ein wichtiger Indikator für innerliche Prozesse. Freude genauso wie Zorn finden ihren Ausdruck über den Körper. Indem Sie aufmerksam dort hineinspüren, wo Ihnen körperlich etwas weh tut, können Sie zum Teil überraschende Antworten bekommen, die Ihnen zeigen, wo Ihnen womöglich emotional etwas fehlt, wo Sie an einem inneren Schmerz kranken.

Die Heilung von inneren Wunden und emotionalen Verletztheiten bleibt so lange unvollständig, bis nicht auch der Körper in irgendeiner Weise einbezogen ist oder ihm zumindest Beachtung geschenkt wird. Umgekehrt wird jede körperliche Heilung von einem inneren Wachstumsschritt begleitet sein und vielleicht zu einer spirituellen Einsicht führen. Je mehr Beachtung Sie diesen Verflechtungen schenken, um so mehr große und kleine Möglichkeiten werden Sie erkennen, sich auf allen Ebenen unseres Seins etwas Gutes zu tun und sich von Einschränkungen zu befreien.

Das Ölziehen ist ein Beispiel für eine körperliche Therapie, die durch das Einbeziehen innerer Bilder eine noch größere Dimension und Wirksamkeit erhalten kann. Gleichzeitig können Sie sie als ein unterstützendes körperliches Reinigungsritual nutzen, wenn Sie Denkmuster einer Prüfung unterziehen und sich von falschen Glaubenssätzen befreien. Auf allen Ebenen – der des Körpers, der Emotionen und des Verstandes – haben Sie so eine Zugangsmöglichkeit, um sich von Blockaden frei zu machen. Spielen Sie also mit den verschiedenen Möglichkeiten, die Ihnen gegeben sind.

Manchmal gelingt es einem Menschen erst im Angesicht einer lebensbedrohenden Krankheit, seine einschränkenden Glaubensmuster und Ansichten über sich und die Welt, die die Selbstheilungsfähigkeit und Entfaltungskraft des Körpers blockieren, wahrzunehmen. Das ist jedoch auch die Chance, sie in ihrer Destruktivität zu durchschauen und zu einer neuen, heilsameren Sicht der Dinge zu gelangen. Der amerikanische Arzt Dr. Carl Simonton läßt seine Patienten fünf Fragen beantworten, damit sie für sich herausfinden, ob ihre gedankliche Einstellung förderlich ist oder vielmehr eine zerstörerische Wirkung auf Körper und Geist hat:

1. Hilft mir diese Ansicht dabei, mein Leben und meine Gesundheit zu schützen?
2. Hilft sie mir dabei, meine kurzfristigen und langfristigen Ziele zu verwirklichen?
3. Hilft sie mir dabei, meine schwierigsten Konflikte (mit mir selbst oder mit anderen Menschen) zu lösen oder sie zu vermeiden?
4. Hilft sie mir dabei, mich so zu fühlen, wie ich mich fühlen möchte?
5. Beruht diese Ansicht auf Tatsachen?

Vielleicht fällt Ihnen spontan eines Ihrer Glaubensmuster ein, um es anhand dieser Fragen auf den Prüfstand zu stellen. Wenn Sie dreimal mit ja antworten können, liegt dieser Einstellung keine herunterziehende, negative Qualität inne. Müssen Sie dagegen drei und mehr Fragen verneinen, sollten Sie damit beginnen, sich für eine neue Haltung zu dem betreffenden Thema zu öffnen. Sie werden die richtigen Helfer finden, die Sie bei diesem Vorhaben unterstützen.

Im Einklang mit den Rhythmen des Mondes und den Elementen

Bereits mehrmals fiel das Wort Harmonie in Zusammenhang mit Wohlbefinden und Gesundheit. Für manche mag das ein altmodischer Begriff sein, den sie insgeheim vielleicht mit Betulichkeit und Langeweile in Verbindung bringen. Für andere könnte der Begriff einen schlechten Beigeschmack haben, weil im Namen der Harmonie schon viel zu vieles unterdrückt, um des lieben Friedens willen verschwiegen oder verzerrt wurde. Doch in einem harmonischen Gleichgewicht zu sein setzt einen wachen Geist voraus, Ehrlichkeit und Achtsamkeit für das, was wirklich in und um einen herum geschieht.

Da sich alle Lebensprozesse überall und zu jeder Zeit in Veränderung und Umwandlung befinden, ist ein harmonischer Zustand im Grunde das Ergebnis einer ununterbrochenen Aktivität von Körper und Geist. Nur so kommt etwas in Fluß, gleicht sich aus, entfaltet sich und schwingt sich auf zu einem harmonischen Gleichgewicht der nächsthöheren Ebene.

Harmonie – sowohl rein körperlich betrachtet am Beispiel des Stoffwechsels als auch in bezug auf unsere Emotionen und unser Denken – ist das Fundament, auf dem Gesundheit ruht und die Selbstheilungskraft des Organismus wirksam wird.

Zum Glück muß nicht unser Verstand alle diese Dinge steuern und überwachen – schon gar nicht auf der Ebene der Körperzellen. Dennoch können Sie mit Bewußtsein viel erreichen, wenn es darum geht, auf die kontinuierlichen Veränderungen rings um sich herum zu antworten, sich daran zu reiben, sich mit ihnen oder durch sie zu wandeln und sich wieder ins Gleichgewicht zu bringen.

Der Erfolg von Mondkalendern in den letzten Jahren ist sicher ein Zeichen dafür, daß es heute vielen Menschen ein Bedürfnis ist, sich den großen Rhythmen des Mikro- und Makrokosmos anzupassen und sich bewußter darauf einzuschwingen. Viele möchten wieder mehr in Harmonie mit universellen Lebensgesetzen kommen und finden durch die Beschäftigung mit den Einflüssen des Mondes einen Zugang und eine Ausdrucksmöglichkeit. Dabei mag es egal sein, ob die subtilen Kräfte des Mondes ausschließlich für Gartenarbeit oder Schönheitspflege genutzt werden oder ob damit noch mehr an innerer Einstimmung verbunden ist. Entscheidend ist wohl, daß hier ein Wechsel, Wandel, das Spiel der Polaritäten sinnlich erfahrbar wird. Wir sehen den ab- oder zunehmenden Mond am Himmel und werden daran erinnert, daß der Wandel unser Leben regiert. Wir beachten die alten Vorgaben der Astromedizin und erleben, wie bestimmte Körperzonen je nach dem Tierkreiszeichen, das der Mond gerade durchläuft, empfindlicher oder aufnahmebereiter reagieren. Wir spüren, daß bei Vollmond eine andere Stimmung herrscht, die uns vielleicht reizbar macht, oder daß uns schweres Essen an Tagen, in denen der Mond das Zeichen Wassermann durchläuft, nicht bekommt, weil mit dem Luftzeichen Wassermann die Nahrungsqualität Fett angesprochen ist usw.

Kurzum: Der Mond ist ein guter Lehrmeister, wenn es darum geht, wieder in Einklang mit den Rhythmen von Mikro- und Makrokosmos zu gelangen.

Die Kraft des Mondes nutzen

Ganz konkret können Sie den Mondkalender auch für eine wirkungsvolle Ölzieh-Kur nutzen. Das Ölziehen ist in erster Linie eine Methode zum Entgiften und Entschlacken. Ähnlich wie beim Heilfasten und anderen

Reinigungskuren wollen Sie etwas loswerden, das heißt, Sie wollen Ihrem Körper helfen, Stoffwechselnebenprodukte und Giftstoffe auszuscheiden. Dieses Vorhaben wird vom *abnehmenden* Mond unterstützt. Die Energie, die vom abnehmenden Mond ausgeht, ist die der Reinigung und Entgiftung.

Für eine intensive Ölzieh-Kur sollten Sie die Phase des abnehmenden Mondes, also die Zeit von Vollmond bis Neumond nutzen. Würden Sie die Kur während des zunehmenden Mondes durchführen, wäre es nach dem Mondkalender so, als würden Sie gegen den Strom schwimmen. Die Energie des zunehmenden Mondes richtet sich nämlich auf das Aufbauen und Stärken. Da der Körper während des zunehmenden Mondes auf das Ansammeln, Speichern und Absorbieren von Energie

---

Mondimpulse

Vollmond:
stärkste/höchste Kraftwirkung,
Richtungswechsel der Mondimpulse
➡ **Ölzieh-Kur beginnen**

Abnehmender Mond:
ausleiten, ausscheiden, entgiften, reinigen
➡ **Ölzieh-Kur praktizieren**

Neumond:
neu beginnen, läutern, reinigen
➡ **Ölzieh-Kur beenden**

Zunehmender Mond:
aufbauen, stärken, anreichern, speichern
➡ **mit der Ölzieh-Kur pausieren**

konzentriert ist, fällt es ihm schwer, während dieser Phase etwas herzugeben.

Optimal ist es, an Vollmond mit dem Ölziehen zu beginnen und es dann täglich bis einschließlich Neumond durchzuführen. An Neumond ist die Entgiftungsbereitschaft des Körpers am höchsten.

Wenn Sie in enger Anlehnung an den Mondkalender vorgehen wollen, setzen Sie danach die vierzehn Tage des zunehmenden Mondes bis zum nächsten Vollmond mit

---

Mondeinfluß und Körperzonen

Mond im Zeichen Widder:	Kopf, Augen, Nase
Mond im Zeichen Stier:	Kiefer, Zähne, Hals, Schilddrüse, Ohren
Mond im Zeichen Zwillinge:	Schultern, Arme, Hände, Lunge
Mond im Zeichen Krebs:	Brust, Lunge, Magen, Leber, Galle
Mond im Zeichen Löwe:	Herz, Kreislauf, Rücken
Mond im Zeichen Jungfrau:	Verdauungssystem, Bauchspeicheldrüse, Milz, Nerven
Mond im Zeichen Waage:	Niere, Blase, Hüfte
Mond im Zeichen Skorpion:	Geschlechtsorgane, Ausscheidungsorgane, Immunsystem
Mond im Zeichen Schütze:	Oberschenkel, Venen
Mond im Zeichen Steinbock:	Gelenke, Knochen, Haut
Mond im Zeichen Wassermann:	Unterschenkel, Venen
Mond im Zeichen Fische:	Füße, Lymphsystem

dem Ölziehen aus. Sie beginnen dann erneut an Vollmond, die Phase des abnehmenden Mondes zum täglichen Ölziehen zu nutzen.

Falls sich jedoch eine Erkältung anbahnt oder Sie an einer anderen akuten Gesundheitsstörung leiden, sollten Sie jedoch keinesfalls bis zur passenden Mondphase warten, um sich mit dem Ölziehen zu helfen. Zögern Sie in diesem Fall nicht, die Selbstheilungskraft Ihres Organismus sofort durch das Ölziehen zu unterstützen.

Letztlich ist es keinesfalls schädlich oder vollkommen sinnlos, das Ölziehen auch regelmäßig während der Phase des zunehmenden Mondes zu praktizieren. Es tut Ihnen in jedem Fall gut, nur werden Ihre Anstrengungen wahrscheinlich nicht so sehr belohnt wie bei einem Entgiften »zum richtigen Zeitpunkt«.

Wenn Sie einen Mondkalender zu Hause haben und täglich feststellen können, in welchem Tierkreiszeichen sich der Mond gerade befindet, können Sie beim Ölziehen der jeweils vom Mond angesprochenen Körperzone zusätzlich heilende Gedanken schicken und/oder sie in weißes Licht hüllen (siehe Tabelle auf Seite 110).

Die Harmonie der Elemente

Wer sich intensiver mit den Einflüssen des Mondes beschäftigt hat, wird auch mit der Lehre von den vier Elementen – Feuer, Wasser, Erde und Luft – in Berührung gekommen sein. Die vier Elemente werden als Qualitäten den verschiedensten Zuständen und Phänomenen zugeordnet und symbolisieren in ihrer Ausgewogenheit die kosmische Ordnung. Im kleinen wie im großen läßt sich das Wirken der vier Elemente beobachten und dazu heranziehen, das Zusammenspiel der Naturkräfte anschaulich zu machen.

Die vier Elemente begegnen uns heute vor allem noch in der Astrologie und Charakterkunde sowie – wieder verstärkt – in der Ganzheitsmedizin. In der traditionellen Heilkunde Chinas und Indiens ist die Lehre von den Elementen einer der Grundpfeiler für Diagnose und Therapie. Allerdings unterscheidet sich die östliche Elemen-

Zuordnungen zu den Elementen				
Elemente:	**Feuer**	**Luft**	**Erde**	**Wasser**
Planet	Sonne	Merkur	Erde	Mond
Himmelsrichtung	Süden	Osten	Norden	Westen
Jahreszeit	Sommer	Frühling	Winter	Herbst
Tierkreiszeichen	Widder, Löwe und Schütze	Waage, Wassermann und Zwillinge	Steinbock, Stier und Jungfrau	Krebs, Skorpion und Fische
Temperament	Choleriker	Sanguiniker	Melancholiker	Phlegmatiker
Zustand	warm	kalt	trocken	feucht
Geschmacksrichtung	bitter	süß	sauer	salzig
Naturgeister	Salamander	Sylphen	Zwerge	Undinen und Nymphen

tenlehre verständlicherweise in manchen Punkten von den philosophischen, spirituellen, medizinischen und kulturgeschichtlichen Traditionen der westlichen Auffassung. Doch sowohl die westliche als auch die östliche Ausprägung der Elementenlehre haben gemeinsam, daß sie ein Modell sind, um das Wirken einer größeren Ordnung auf allen Ebenen des Seins begreifbar zu machen.

Das Werk der heiligen Hildegard von Bingen (1098–1179), deren göttlich inspirierte Heilkunde heute wachsende Wertschätzung genießt und zum Bestandteil alternativer therapeutischer Verfahren gemacht wird, beruht beispielsweise auf der Lehre von den Elementen.

In ihrem Buch *Heilkunde (Causae et Curae)* schreibt sie: »Alle Weltelemente befinden sich im Menschen, und mit ihnen wirkt der Mensch. Sie heißen aber: Feuer, Luft, Wasser, Erde. Diese vier Grundstoffe sind in sich selber dermaßen durchflochten und verbunden, daß keines vom anderen geschieden werden kann (. . .) Ihre Ausbreitung und auch Funktion haben sie im ganzen Menschen so aufgeteilt, daß er von ihnen immerfort in Gang gehalten werden kann, ebenso wie die Elemente durch die ganze übrige Welt ausgebreitet sind und wirken.«

Die heilige Hildegard macht durch ihre Schriften und medizinischen Anleitungen anschaulich, wie sehr der Mikrokosmos des Körpers und der Makrokosmos der Natur miteinander verwoben sind und in einer Wechselbeziehung stehen. Nach ihr findet jedes Handeln des Menschen ein Echo sowohl im eigenen Körper als auch in der Welt. Jeder einzelne trägt somit Verantwortung für die eigene Gesundheit und für seine Umwelt. Die Betonung liegt auf dem Handeln, das heißt, wir sollen wissen, daß jeder durch sein aktives Tun tatsächlich etwas bewirkt – im kleinen wie im großen.

Um eine Kur wie das Ölziehen zu praktizieren, brauchen Sie selbstverständlich keinen theoretischen Überbau wie den Einblick in den Lauf der Gestirne oder das Wissen um die genauen Zuordnungen der Elemente. Alle Informationen dieses Kapitels sollten lediglich dazu dienen, Ihnen ein Gefühl dafür zu geben, daß selbst so simple Dinge wie das Spülen den Mundes mit Öl Bedeutung haben. Eine Ölzieh-Kur kann für Sie zu einem Mittel werden, ins Gleichgewicht zu kommen, und mit dazu beitragen, die Elemente Ihres Lebens in Harmonie zu bringen. Ich möchte Sie dazu ermuntern, Hilfe und eine ordnende heilende Kraft überall zu sehen und für sich zu nutzen.

Ausklang

Ich hoffe, Sie sind nun motiviert, mit dem Ölziehen zu beginnen, oder haben ein paar Anregungen erhalten, wie Sie Ihre Ölzieh-Kur noch wirkungsvoller gestalten können.

In einer Zeit voller Herausforderungen und intensiver Einflüsse auf spiritueller, emotionaler, mentaler und körperlicher Ebene, in der immer mehr Menschen spüren, daß eine neue Lebensqualität möglich wird, ist es hilfreich, sich auf reinigende und klärende Techniken zu besinnen und sie zu nutzen. Dabei ist es genauso wichtig, seinen Körper fit zu halten und mit Nahrung, Bewegung und Pflege gut für ihn zu sorgen, wie sich um ein emotionales Gleichgewicht zu bemühen, indem Kummer, Sorgen und verdrängte Gefühle angeschaut und bearbeitet werden. Geht es dem Körper gut, durchzieht uns ein zuversichtliches Lebensgefühl. Sind wir mit unseren Emotionen im reinen, erfährt der Körper eine große Unterstützung, um all die feinen, wunderbar aufeinander abgestimmten Aufgaben zu erfüllen. Das Ölziehen ist in diesem Zusammenhang eine handfeste, solide und unkomplizierte Form, dem Körper zu helfen, Schädliches und Überflüssiges loszuwerden. Und dieses scheint eines der Gebote der Stunde zu sein.

Literatur

Achterberg, Jeanne/Dossey, Barbara/Kolkmeier, Leslie: Rituale der Heilung. Die Kraft von Phantasiebildern im Gesundungsprozeß. München 1996.

Banzhaf, Hajo: Der Mensch in seinen Elementen. Feuer, Wasser, Luft und Erde. Eine ganzheitliche Charakterkunde. München 1993.

Beuchert, Marianne: Symbolik der Pflanzen. Von Akelei bis Zypresse. Mit 101 Aquarellen von Maria-Therese Tietmeyer. Frankfurt am Main 1995.

Bischof, Marco: Biophotonen. Das Licht in unseren Zellen. Frankfurt am Main, 7. Aufl. 1996.

Böhme, Gernot/Böhme, Hartmut: Feuer, Wasser, Erde, Luft. Eine Kulturgeschichte der Elemente. München 1996.

Böhmig, Ulf: Entschlackungs- und Entgiftungskuren. Niedernhausen 1997.

Boës, Annette: Sonnenblumenöl. Anwendungen in der Volksmedizin, Erklärungsversuche, Erfolge und Mißerfolge. Bonn, 2. Aufl. 1997 (Natur und Medizin, Patientenratgeber 14 = Schriftenreihe von Natur und Medizin e.V., Fördergemeinschaft der Karl und Veronica Carstens-Stiftung).

(Darin enthalten ist der Abdruck des im Mitgliederbrief 1/1991 erstmals veröffentlichten Beitrags von Dr. F. Karach)

Chang, Stephen T.: Das Handbuch ganzheitlicher Selbstheilung. Methoden des medizinischen Tao-Systems. München 1990.

Chopra, Deepak: Die Körperseele. Grundlagen und praktische Übungen der indischen Medizin. München 1993.

Coats, Bill/Ahola, Robert: The Silent Healer. A Modern Study of Aloe Vera. Garland (Texas) 1979.

Dahlke, Ruediger: Bewußt fasten. Ein Wegweiser zu neuen Erfahrungen. München, 1996.

Dahlke, Ruediger: Krankheit als Symbol. Handbuch der Psychosomatik. Symptome, Be-Deutung, Bearbeitung, Einlösung. München 1996.

Das, Sigrid: Entgiften und Entschlacken. Die Abwehrkräfte stärken und die natürliche Selbstreinigung des Körpers aktivieren. München 1995.

Faller, Adolf: Der Körper des Menschen. Einführung in Bau und Funktion. Neubearbeitet von Michael Schünke. Stuttgart/New York, 12. Aufl. 1995.

Finnegan, John/Schmid, Reiner: Aloe Vera – das Geschenk der Natur an uns alle. München, 6. Aufl. 1997.

Frank, Günther W.: Die Öltherapie (Araschid). Gesund durch Schlürfen und Saugen von Sonnenblumenöl, in: *Natur und Heilen,* Heft 8/1996.
(Erweiterte Ausgabe der im Heft 4/1991 erstmals abgedruckten Version des Berichts von Dr. Karach)

Frohn, Birgit/Uber, Heiner/Xokonoschtletl: Medizin der Mutter Erde. Die alten Heilweisen der Indianer. München 1996.

Hofmann, Inge/Hilgers, Arnold: Fitmacher fürs Immunsystem. Abwehrschwächen erkennen und bekämpfen. München 1996.

Hertzka, Gottfried/Strehlow, Wighard: Handbuch der Hildegard Medizin. Freiburg, 8. Aufl. 1996.

Kinadeter, Harald: Heilung – Dimension einer neuen Medizin. München 1992.

Langreder, Wilhelm: Mikro-Magnetische Medizin (MMM). Individual-biologische Diagnostik und Therapie in einem Arbeitsgang. Heilung durch MMM-Felder. Sauerlach, 4. Aufl. 1995.

Paungger, Johanna/Poppe, Thomas: Aus eigener Kraft. Gesundsein und Gesundwerden in Harmonie mit Natur und Mondrhythmen. München 1993.

Paungger, Johanna/Poppe, Thomas: Vom richtigen Zeitpunkt. Die Anwendung des Mondkalenders im täglichen Leben. München 1991.

Popp, Fritz-Albert: Die Botschaft der Nahrung. Unsere Lebensmittel in neuer Sicht. Frankfurt am Main 1993 (Fischer Taschenbuch, vergriffen).

Rätsch, Christian: Indianische Heilkräuter. Tradition und Anwendung. Ein Pflanzenlexikon. München, 6. Aufl. 1996.

Schneider, Ernst: Nutze die Heilkraft unserer Nahrung. Hamburg, 5. Aufl. 1985.

Schrott, Ernst: Ayurveda für jeden Tag. Die sanfte Heilweise für vollkommene Gesundheit und Wohlbefinden. München 1994.

Schrott, Ernst: Gesund und jung mit Ayurveda. Die sanfte Heilweise für vollkommene Gesundheit und inneres Gleichgewicht. München, 1996.

Hertzka, Gottfried/Strehlow, Wighard: Handbuch der Hildegard-Medizin. Freiburg, 9. Aufl. 1997.

Simonton, O. Carl: Auf dem Wege der Besserung. Schritte zur körperlichen und spirituellen Heilung. Reinbek 1997.

Thakkur, Chandrasekhar G.: Das ist Ayurveda. Die indische Heil- und Lebenskunst. Freiburg, 4. Aufl. 1994.

Vasey, Christopher: Die Entgiftung des Körpers. Küttingen/Aarau 1994.

Waddington, Nicola: Aura-Soma – durch Farben zur Erkenntnis. München 1997.

Weil, Andrew: Heilung aus eigener Kraft. Die Selbstheilungskräfte des Körpers aktivieren. München 1997.

Wolfram, Katharina: Delphi Mondkalender 1999. Der praktische Ratgeber für jeden Tag. München. (Abreißkalender)

Adressen

Natur und Medizin e.V.
Am Michaelshof 6
D-53177 Bonn
Tel. 02 28/35 25 03 und 35 68 88
Fax 02 28/36 43 44
(= Fördergemeinschaft der Karl und Veronica Carstens-Stiftung, Essen; Bezugsquelle für die Broschüre *Sonnenblumenöl* von Annette Boës)

Deutsche Gesellschaft für Ayurveda
Wildbadstraße 201
D-56841 Traben-Trarbach
Tel. 0 65 41/58 17
Fax 0 65 41/70 51 20

Maharishi Ayur-Ved Gesundheitszentrum Regensburg
Hans-Sachs-Straße 9b
D-93049 Regensburg
Tel. 09 41/2 67 71
Fax 09 41/2 22 94

Forever Living Products
Adickesallee 63
D-60322 Frankfurt am Main
Tel. 069/59 98 76
Fax 069/59 98 79
(= Bezugsquellennachweis für Aloe-Vera-Gel)

Leserzuschriften mit Anregungen, Kritik und Erfahrungsberichten zum Thema Ölziehen richten Sie bitte an:

Katharina Wolfram
c/o Wilhelm Goldmann Verlag
Neumarkter Straße 18
D-81673 München

KATHARINA WOLFRAM

Der Tages-Abreißkalender

Sich wohlfühlen im Einklang mit
den Rhythmen des Mondes – dazu gibt dieser
praktische Abreißkalender eine Fülle von
originellen Anregungen und handfesten Daten.

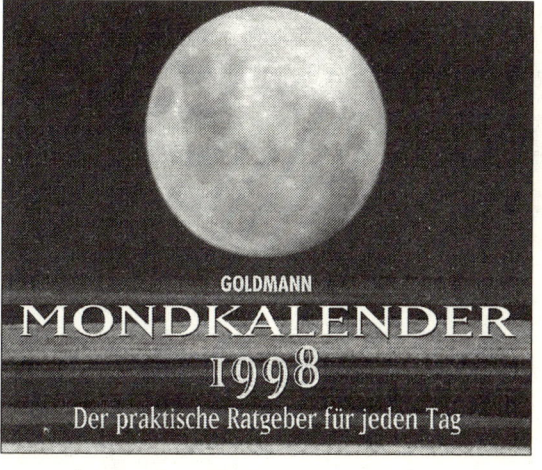

GOLDMANN

30732

GOLDMANN

Ganzheitlich Heilen

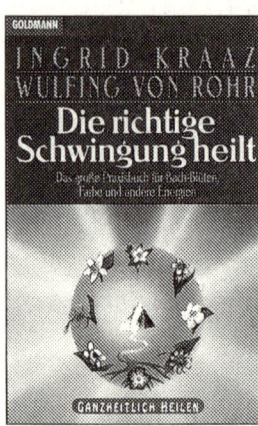

I. S. Kraaz/W. v. Rohr,
Die richtige Schwingung heilt   13788

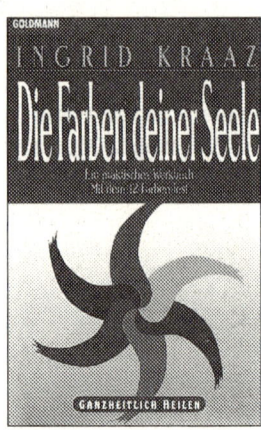

I. S. Kraaz,
Die Farben deiner Seele   13767

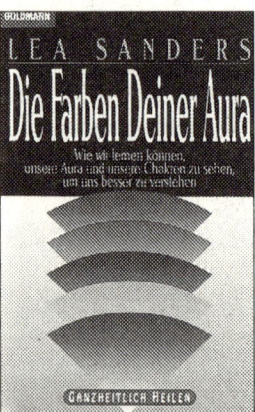

Lea Sanders,
Die Farben Deiner Aura   13792

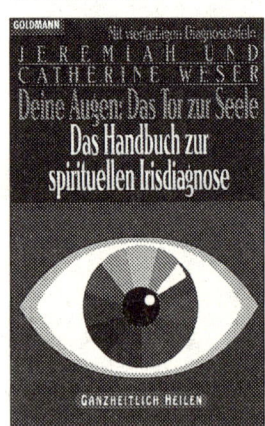

Jeremiah u. Catherine Weser,
Deine Augen: Das Tor zur Seele   13765

Goldmann · Der Taschenbuch-Verlag

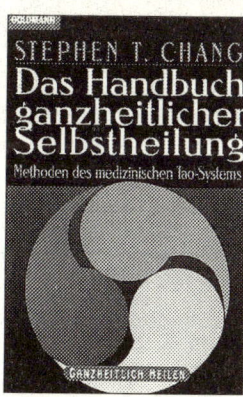
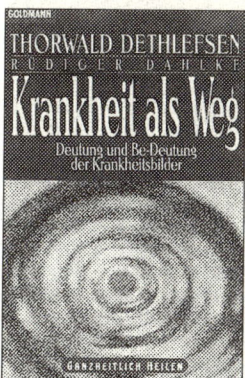
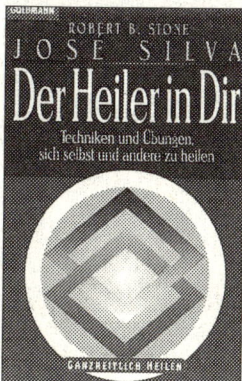
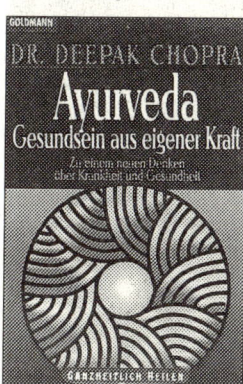

GOLDMANN

Ganzheitlich Heilen – Die Kraft des Atems

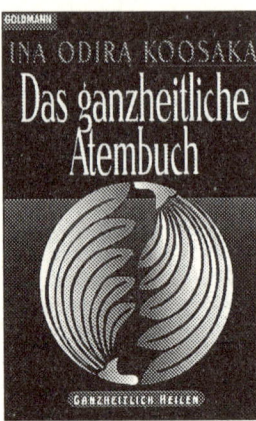
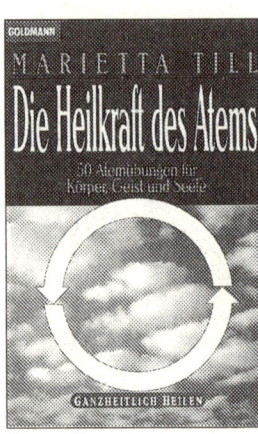
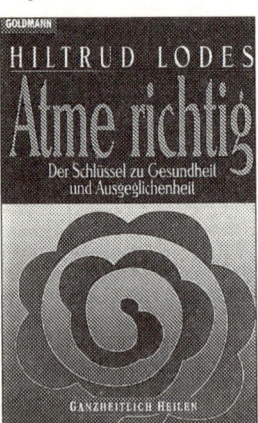
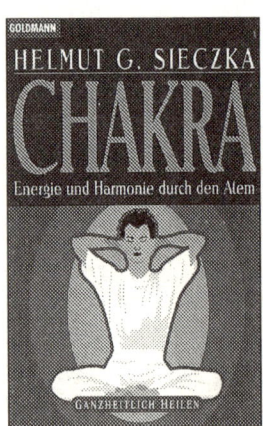
Goldmann · Der Taschenbuch-Verlag

GOLDMANN

Fernöstliche Heilmethoden

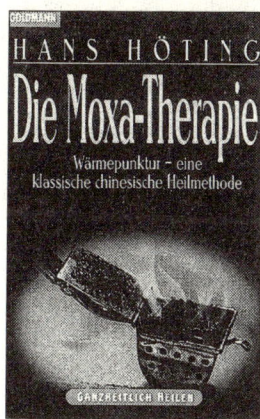

Hans Höting,
Die Moxa-Therapie   13830

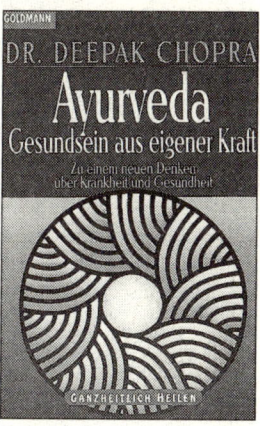

Dr. Deepak Chopra, Ayurveda   13786

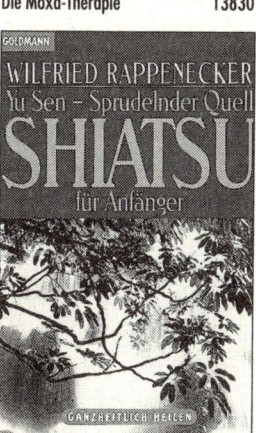

Wilfried Rappenecker,
Yu Sen – Sprudelnder Quell   13898

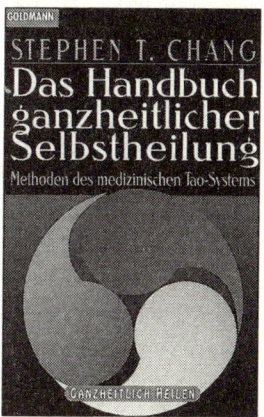

Stephen T. Chang, Das Handbuch
ganzheitlicher Selbstheilung   13785

Goldmann · Der Taschenbuch-Verlag